KB094647

PRESS HERE!

손 마사지

~누르는 즉시 효과 보는 증상별 지압법~

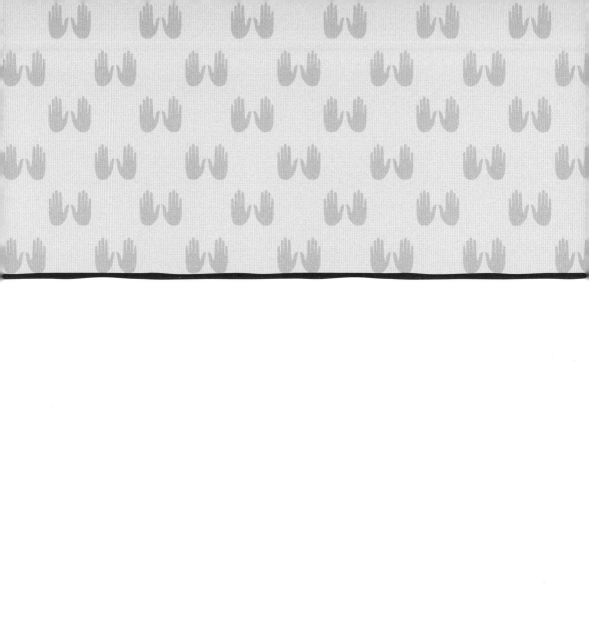

PRESS HERE!

손 마사지

~누르는 즉시 효과 보는 증상별 지압법~

평생 써먹는 가장 쉬운 마사지와 지압

스테파니 사분치안 지음 · 에밀리 포트노이 그림 · 최영은 옮김

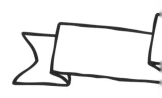

손 마사지

초판 1쇄 인쇄 2024년 8월 1일
초판 1쇄 발행 2024년 8월 10일

지은이 스테파니 사분치안
그린이 에밀리 포트노이
옮긴이 최영은
발행 콤마
주소 경기도 고양시 덕양구 청초로 65, 101-2702
등록일 2013년 11월 7일 제396-251002013000206호
구입 문의 02-6956-0931
이메일 comma_books_01@naver.com
인스타그램 @comma_and_style

ISBN 979-11-88253-32-6 03510

잘못 만들어진 책은 구입하신 곳에서 바꾸어 드립니다.

Press Here! Hand Reflexology
by Stefanie Sabounchian

contents

Chapter 4
SPECIFIC AILMENTS   64
증상별 마사지 방법

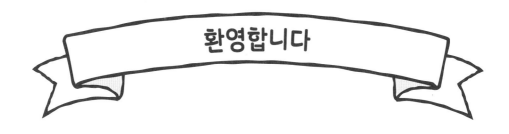

환영합니다

손 마사지는 다양한 건강 문제를 즉각 해결하여 몸과 마음을 편안하게 하는 자가 치유 기술이다. 방법은 정말 간단하지만 효과는 매우 강력하기 때문에, 바쁜 현대인이라면 단 몇 분만이라도 시간을 내어 불편한 부위를 마사지해 보기를 권한다. 때와 장소의 구애를 전혀 받지 않는다는 것도 장점이다.

나는 1980년대 후반 독일에서 처음 반사요법과 사랑에 빠졌다. 당시 간호조무사였던 나는 발 반사요법 강좌를 들을 기회가 있었는데, 정말 간단한 방법으로 놀라운 결과를 내는 마사지 방식에 완전히 매료되었다. 얼른 배워서 가족과 친구들에게 마사지해 주고 싶은 마음이 간절했다. 그후 미국에 관련 학과와 반사학아카데미가 있다는 사실을 알게 되었고, 그곳에서 플로코 방식을 기반으로 한 손과 발, 귀 반사요법을 전문적으로 공부했다.

반사요법은 점차 내 삶의 가장 큰 부분은 차지하게 되었다. 많은 사람들이 이를 통해 건강을 되찾는 모습을 지켜보면서 얻는 만족감은 마침내 나를 전문 자격을 가진 반사요법사이자 강사가 되도록 이끌었다.

'발 마사지'에 이어 더 쉽고 간단하며 효과마저 강력한 '손 마사지'를 독자들에게 소개하게 되어 정말 기쁘다.

스테파니 사분치안

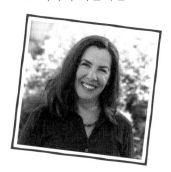

이렇게 구성했어요

이 책은 마사지와 지압 입문자들이 스스로 공부해서
쉽게 적용해 볼 수 있도록 친절한 설명과 단순한 그림으로 구성했다.

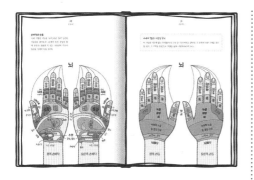

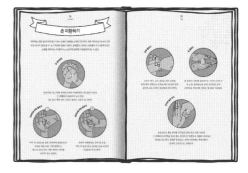

Chapter 1
준비 단계
PAGES 12-23

1장에서는 손 마사지의 작용 방식과 효과에 대해 살펴보고, 인체의 축소판인 '손 지압점 지도'를 소개한다.

Chapter 2
기술
PAGES 24-35

2장에서는 손의 긴장을 풀고 지압점을 마사지하는 다양한 손가락 기술의 원리를 배운다.

단계별 설명
쉽게 따라 할 수 있도록 글과
그림으로 설명

지압점
해결하고 싶은 증상이나 질환이 있다면
중점적으로 마사지해야 할 부분

증상 완화하기
좁거나 넓은 부위를 지압하는 방법을
단계별로 설명

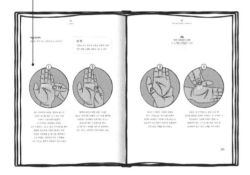

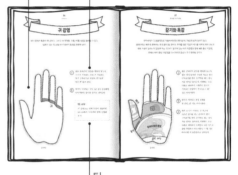

팁
유의 사항 같은 추가적인
정보와 조언

Chapter 3
하루 루틴으로 좋은
손 전체 마사지

PAGES 36-63

3장에서는 신체 부위를 6구역으로 나누어 부위
별 마사지 방법을 배울 수 있다. 구역마다 단계별
로 세분화되어 있으며, 각각을 합쳐서 하나의 마
사지로 진행할 수도 있다.

Chapter 4
증상별 마사지 방법

PAGES 64-125

4장은 문제가 되는 신체 부위와 증상에 초점을 맞
추고 있으며, 3장에서 소개한 구역의 순서에 따라
설명한다. 손 마사지 기술을 사용해 증상을 완화
하는 방법을 자세히 배울 수 있다.

이런 분들은 주의하세요!

마사지 요법은 부드럽게 눌러 주기만 하면
전혀 위험하지 않으며, 알려진 부작용 또한 없다. 그러나 마사지하기 전에
아래 주의 사항과 각 부위별 설명을 먼저 읽어 보자. 지압을 할 때 언제 손가락의 힘을
빼야 하는지, 의사와 상담 후 진행해야 하는 것이 좋은지, 질환이 완쾌될 때까지
절대 마사지하면 안 되는 경우에 해당되는지 등을 미리 알아 두는 것이 좋다.

주의 사항

손에 자상, 타박상 등이 있거나, 상처가 난 피부,
감염이 있는 피부 또는 기타 피부 질환을 앓고 있
는 경우, 통증 또는 염좌, 골절 같은 뼈나 관절 부
상이 있는 부위는 마사지하지 않는다.

전문가의 허가가 필요한 경우

지병이 있는 경우에는 마사지를 받기 전에 담당
의사와 먼저 상의하는 것이 좋다.

림프암
종양 전문 담당의와 상담하자. 신체가 깊이 이완
되면 림프의 흐름이 급증하게 되어 암세포가 림프
관을 통해 퍼질 가능성이 있다.

제2형 당뇨병
마사지 요법 시행 전에 담당 의사와 상담하자.

혈우병
의사의 허락을 받도록 한다. 의사의 허락을 받았
다면 아주 약한 강도로 시작하고 마사지 전후의
몸 상태를 주의 깊게 살핀다.

고저 혈압 차이가 큰 경우
의사의 허락을 받도록 한다. 신체가 깊이 이완되면
혈압이 갑자기 매우 낮아지거나 높아질 수 있다.

이런 상태라면 절대 금지!

자신의 건강 상태가 아래와 같다면 절대 마사지
를 시작해서는 안 된다.

임신 초기

태아가 자궁에 자리를 잡는 민감한 시기이기 때
문에 어떤 방식으로든 자극을 주어서는 안 된다.
그러나 임신부가 심한 입덧으로 고생하고 있다면
명치 지압점을 아주 부드럽게 누르고 있는 정도는
안전하며, 메스꺼운 증상을 줄여 주어 도움이 될
것이다. 지압점을 누를 때 정식 마사지 기술을 사
용해서는 안 된다(105쪽 참고).

장기 이식 후

새 장기가 몸에 받아들여지기 전, 또는 이식 수술
후 최소 6개월 동안은 마사지 요법을 시행해서는
안 된다. 그 후에도 의사와 상담 후 마사지를 시
작하도록 하자.

"발전하고 싶다면 인내심을 가져야 한다.
건강을 위한 소소한 선택들이 훗날 큰 변화를 가져올 것이다!"

세인트루이스의 스미츠 *Smidts in St Louis*

CHAPTER 1

BASIC PRINCIPLES

기본 원칙

마사지 요법의 뜻과 작용 방식, 우리 몸과 마음의 건강에 미치는 효과에 대해 알아보고 '손 지압점 지도'를 소개한다. 지도를 참고해 손을 지압하면 지압점과 연결된 신체 부위의 통증을 완화하고 긴장을 풀 수 있다.

마사지란 무엇인가?

우리의 손과 발에는 신체 대부분의 기관과 맞닿는 지점들이 존재하는데,
이를 '반사구'라고 한다. 반사요법은 이 지점들을 지도 삼아 지압과 마사지를 통해 통증과 질환을
관리하는 건강한 치유 방법이다. 책에서 소개하는 마사지 기술을 이용해서 반사구라 불리는 신경
통로를 지압하면 몸의 기능을 최상으로 끌어올리고 통증과 불편함을 완화하는 데 도움이 된다.

이 책에서는 인체의 각 기관과 연결된 손의 반사구를 압축된 형태의 지압점 지도로 만들어 보여 준다. 이 지도를 이용하면 자연 치유적인 방식으로 통증 부위의 긴장을 완화하고 혈액 순환을 개선하여 전반적인 신체의 균형을 회복할 수 있다. 마사지 요법에 따라 지압을 몇 번만 반복해도 안전하고 효과적으로 자가 치유 능력을 활성화할 수 있는 것이다.

마사지는 어떻게 작용하나?

마사지 요법은 신경계와 밀접한 관련이 있다. 신체의 모든 기관은 신경을 통해 상호 연결되어 있으며, 신체 내 메시지는 이를 통로로 몸의 여기저기로 이동하게 된다. 우리 몸 어딘가의 균형이 깨지면 그 기관과 연결된 손의 신경 말단 근처에 여러 가지 화학 물질들이 쌓여 길을 막는다. 이 물질 중에는 통증 전달자의 역할을 하는 신경전달 물질인 'P 물질'도 있다고 알려져 있다. 이런 식으로 축적된 노폐물은 생체 전류가 신경을 통해 자유롭게 흐르는 것을 방해하고 때로는 메시지가 전달되지 못하게 막기도 한다. 지압과 마사지로 P 물질과 다른 화학물질의 흐름을 원활하게 해 준다면 생체 전류의 흐름이 정상으로 돌아와 손에서 멀리 떨어진 곳의 균형과 건강도 되돌아올 것이다. 손의 신경 말단을 눌러 경직된 부분을 부드럽게 만들어 주는 이 특별한 기술은 신체의 자가 치유 능력을 활성화하는 데 도움이 될 뿐만 아니라 통증 완화로 전반적인 컨디션까지 좋아지게 해 준다.

마사지의 역사와 연구

손을 자극해서 몸을 치료하는 행위는 중국, 인도, 이집트 등을 포함한 여러 고대 문화에서 시행되었던 방법이다. 근대에 와서 발견된 것은 1900년대 초기에 작성된 반사요법 지도와 개념에 대한 문서이다. 두 명의 미국 의사가 반사요법의 순차적인 정렬 방식을 문서화한 것으로, 손과 발에서 인간의 내부 기관들을 그대로 겹쳐 놓은 듯한 모습을 발견했다는 내용이 담겨 있다.

1917년 의학 박사인 윌리엄 피츠제럴드 William FitzGerald는 기본적인 지도 개념을 포함한 수직 구역 이론을 발표했고, 이후 피츠제럴드 박사와 함께 구역 치료를 광범위하게 연구한 조 셸비 라일리 Joe Shelby Riley 박사가 1924년 수평 구역 이론을 소개했다. 피츠제럴드 박사의 수직 구역을 바탕으로 한 라일리 박사의 세분화된 수평 구역 이론의 내용은 현대 반사요법이 빠르게 확산하는 데 크게 기여했다. 그리고 몇 년 후 현재 우리가 알고 있는 복잡한 형태의 반사요법 지도가 정립된 것이다.

현재 과학계의 프로토콜을 바탕으로 마사지 요법의 효과를 조사하는 대규모 연구가 전 세계로 확대되고 있다.

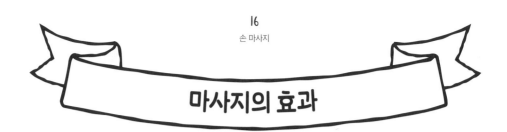

마사지의 효과

마사지는 긴장을 완전히 해소하고 혈액순환을 개선하며 통증을 완화하고 면역기능을 증진하여
궁극적으로 자가 치유 능력을 활성화하는 효과가 있다.
손 마사지의 장점은 언제 어디서든 즉각적으로 자가 치료를 할 수 있다는 점이다.
TV를 보면서, 회사에서 일 하다가, 면접을 보러 가는 길에 버스에서도 문제없다.
마사지 요법의 대표적인 효과 몇 가지를 살펴보도록 하자.

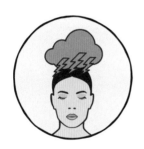

스트레스 경감

신체가 균형을 이루어 몸과 마음이 모두 편안한 상태를
유지하기란 여간 어려운 일이 아니다. 스트레스를 받을 때
마사지로 뭉친 근육과 신경을 풀어 주면 신체를 완전히
이완하여 긴장을 해소하고 심신의 균형을 다시 찾을 수 있다.

혈액순환 개선

긴장이 완화되면 우리 몸의 가장 작은 혈관인 모세혈관이
확장된다. 그러면 더 많은 산소와 영양분이 각 세포에
전달되어 세포 기능이 향상되고 신체 기능 또한 좋아진다.
그 결과 자가 치유 능력 또한 촉진된다.

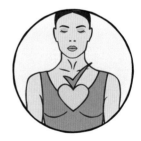

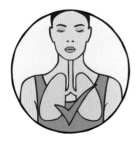

장기와 분비샘 기능 최적화

스트레스와 긴장이 오랫동안 쌓이면 장기와 각종 분비샘의
기능이 약화되거나 오히려 과활성화 되기도 한다. 마사지를
통해 혈액순환과 세포 기능이 개선되면 신체의 균형이
되돌아올 것이다. 건강한 몸은 장기와 분비샘을 더
효율적으로 관리했을 때 찾아온다.

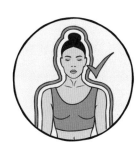

면역력 강화

세포와 장기의 기능이 최상으로 유지되면 신체의 모든
부위가 원활하게 작동하기 시작하고 면역체계 역시 힘을 받아
자가 치유 능력이 강화된다. 꾸준하게 이 요법을 실시하는
사람들의 건강이 전반적으로 향상되는 것이 이를 증명한다.

통증과 불쾌감 완화

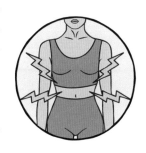

마사지 요법의 여러 가지 장점 중 하나는 통증 완화 또는
완전한 해소이다. 스트레스와 긴장이 풀리면서 깊은 이완
상태에 들어가면 신체는 통증을 완화하거나 심지어
없애 버리는 특정 화학물질을 분비한다.
손과 발의 마사지 요법은 대부분 같은 효과를 내지만,
두통과 복통, 손과 팔의 통증을 줄이는 데는 발보다
손 마사지가 더 효과적이라고 알려져 있다.

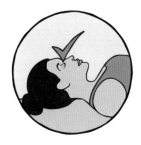

수면 개선

마사지를 받을 때나 받은 뒤 숙면하는 경우가 많다.
스트레스와 긴장이 사라지면서 분비샘의 기능이 최적화되고
수면에 필요한 호르몬이 적절히 생성되면서 질 좋은 수면을
할 수 있도록 돕기 때문이다.

해독 작용

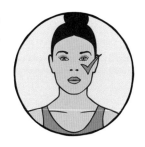

지압을 통해 신경 말단을 막고 있던 여러 화학물질을
분해하면, 이 물질이 신장을 통해 걸러져 소변과 함께
배출되어 해독 작용이 일어난다.

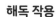

손 지압점 지도

이 지도는 전신(머리끝에서 발끝, 신체의 앞과 뒤)의 기관이 압축된 형태로서
신체에 있는 모든 기관이 손에도 있음을 표시한 것이다.
26~31쪽에서 소개하는 손가락 기술로 이 지점들을 모두 지압할 수 있다.
신체의 오른쪽에 있는 지압점은 오른손에, 왼쪽에 있는 모든 지압점은 왼손에 있다.

우리는 지압으로 장기, 근육, 뼈, 신경, 림프계와 혈액순환, 심지어 피부에까지 영향을 줄 수 있다. 사람마다 장기의 위치가 조금씩 다른 것처럼 지압점의 위치도 조금씩 다를 수 있다는 사실을 염두에 두자. 그러니 마사지할 때 지압 부위를 조금 더 넓게 잡으면 목표한 곳이 전부 포함될 것이다.

손 지압점 지도는 반사 구역의 크기가 다르다는 점을 제외하고는 발 지압점 지도와 매우 유사하다.

구역

손 지압점 지도를 자세히 살펴보기 전에 '구역'이라는 개념에 대해 간단히 알아보자.

손에서 신체에 해당하는 부위를 하나씩 구역별로 나누다 보면 깔끔한 지도가 하나 만들어진다. 우리는 이 지도를 가이드라인 삼아 정확한 지압점을 찾을 수 있다.

손가락은 머리와 목에, 손가락 아래 관절은 가슴에, 손바닥의 부드러운 부분은 윗배와 복부 중앙에, 손목 바로 위에 있는 손바닥 아랫부분은 아랫배와 골반에, 엄지 가장자리는 척추와 몸 중앙에, 소지(새끼손가락) 아래 가장자리는 팔과 다리에 해당한다.

손 구역 지도

이 간단한 지도를 보면 마사지 요법을 진행할
수 있는 부위가 우리 몸 전체라는 사실을 알
수 있다. 장기뿐만 아니라 복부의 근육통이나

갈비뼈 타박상, 햇볕으로 화상을 입은 팔까지
모든 부위를 지압할 수 있다. 몸에서 불쾌감이
나 불편감이 느껴지는 곳을 찾은 다음 손에서
해당되는 부위를 찾아 지압해 보자.

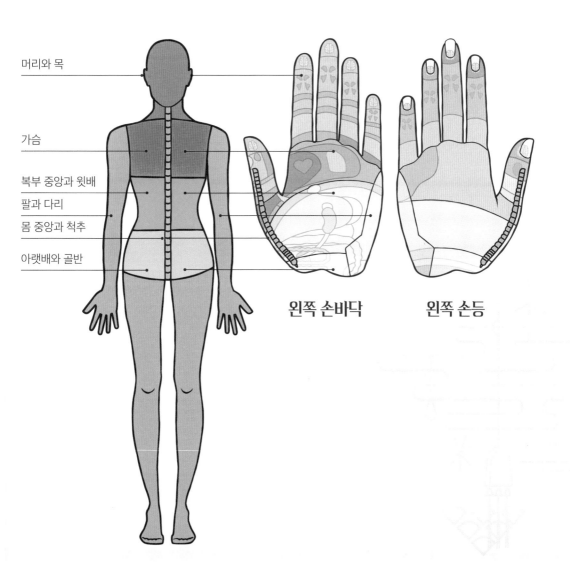

머리와 목

가슴

복부 중앙과 윗배

팔과 다리

몸 중앙과 척추

아랫배와 골반

왼쪽 손바닥 **왼쪽 손등**

손바닥과 손등

아래 지압점 지도를 가이드라인 삼아 당신의
지압점을 찾아보자. 4장에서 특정 증상과 함
께 통증을 완화할 수 있는 지압점과 마사지
방법을 자세히 다룰 것이다.

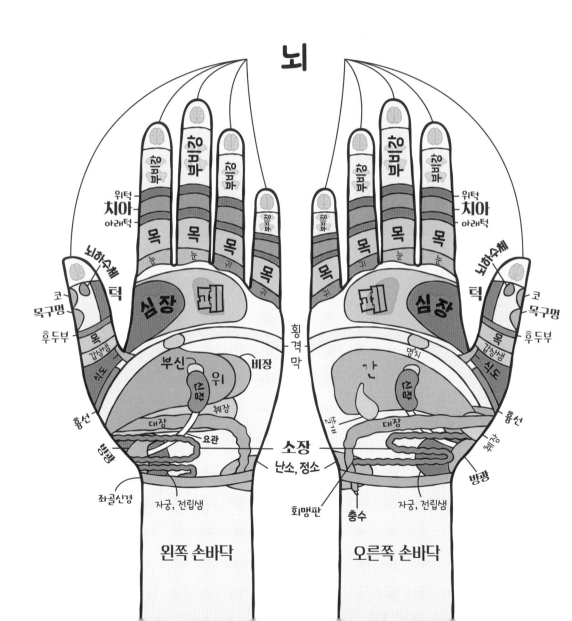

나에게 필요한 지압점 찾기

이 지압점 지도에 없는 부위를(특정 근육 등) 마사지하고 싶다면 그 부위가 속한 구역을 찾으면 된다. 그 구역을 중심으로 주변을 넓게 지압하자(19쪽 참고).

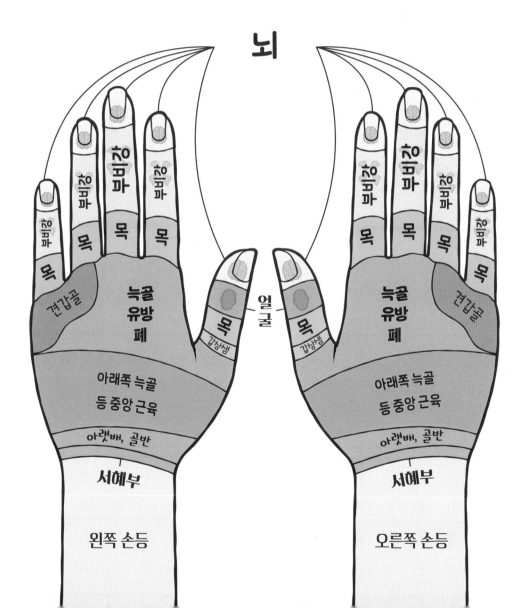

손 안쪽 가장자리

우리 몸은 척추를 중심으로 오른쪽과 왼쪽으로 나뉜다. 몸 중앙 척추 지압점은 엄지가 있는 손 안쪽 가장자리에 있다.

안쪽 가장자리와 바깥쪽 가장자리

이 책에서 말하는 '안쪽 가장자리'와 '바깥쪽 가장자리'는 손등이 천장을 향한 상태를 기준으로 한다. 손바닥이 천장을 향하든 바닥을 향하든 상관없이 언제나 안쪽 가장자리는 엄지가 있는 쪽이고 바깥쪽 가장자리 소지(새끼손가락) 아래부터라고 기억하자.

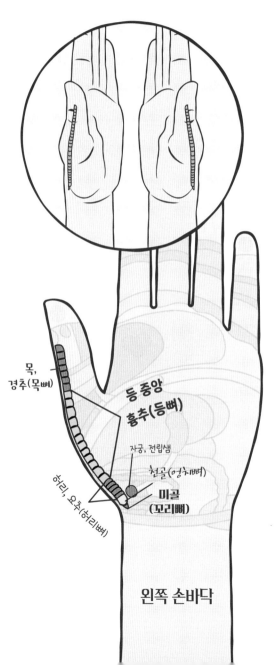

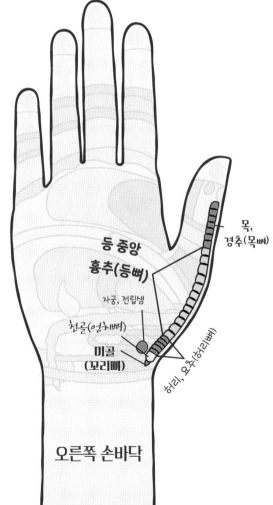

손 바깥쪽 가장자리

양손의 바깥쪽 가장자리에 있는 소지 아랫부
분을 마사지하면 어깨 관절, 팔, 다리에 있는
문제를 해결할 수 있다.

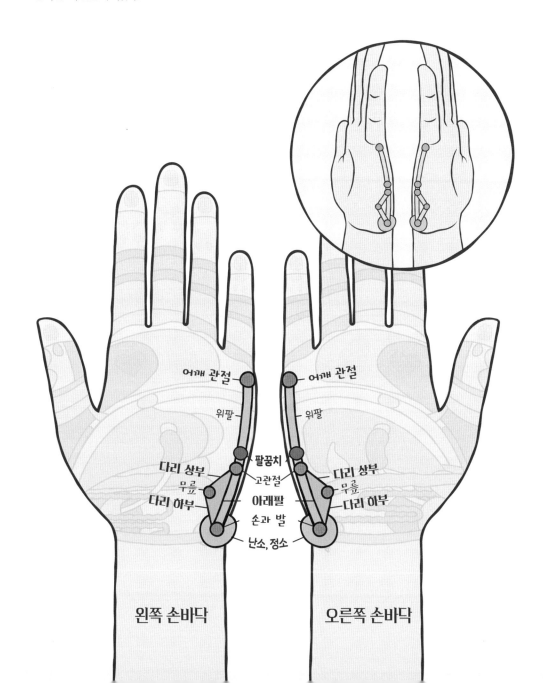

어깨 관절 어깨 관절
위팔 위팔
다리 상부 팔꿈치 다리 상부
무릎 고관절 무릎
다리 하부 아래팔 다리 하부
손과 발
난소, 정소

왼쪽 손바닥 오른쪽 손바닥

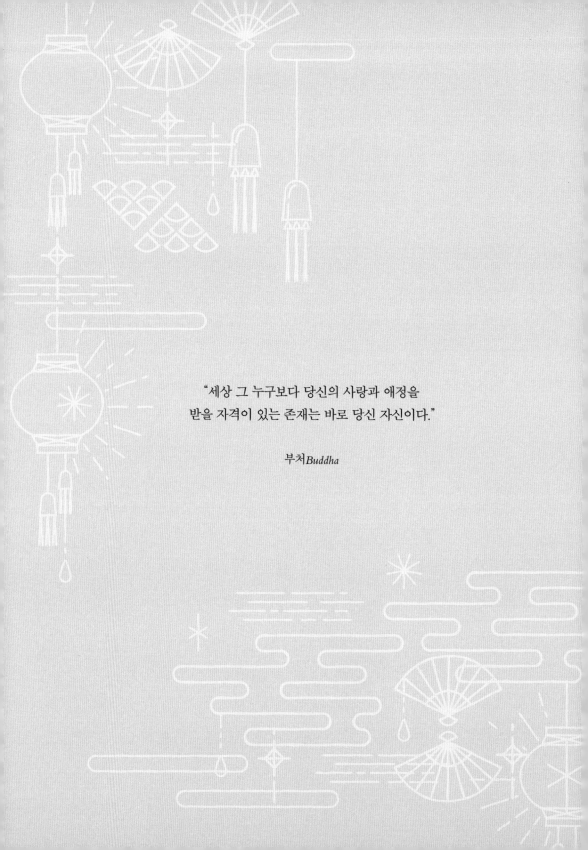

"세상 그 누구보다 당신의 사랑과 애정을
받을 자격이 있는 존재는 바로 당신 자신이다."

부처*Buddha*

CHAPTER 2

HAND TECHNIQUES

기술

이번에는 손가락을 이용한 여러 가지 지압 기술을 살펴보도록
하자. 누르는 방식 외에 밀기 등의 다른 기술로도 마사지할 수
있다.

마사지의 기술

마사지 요법에는 다양한 지압 기술이 포함되어 있다.
이 기술들은 손에 있는 작은 지압점에 작용하여 막힌 말단 신경 주변을
작은 움직임으로도 잘 풀어주도록 설계되어 있다.
엄지 구부리기는 우리가 앞으로 계속 사용할 핵심 기술이다. 그 밖에 엄지 외 손가락 구부리기,
돌리기, 손가락 사이 양쪽으로 누르기, 손가락 두 개로
손등의 긴 뼈 사이 움푹 들어간 곳을 미는 등의 방법이 있다.

여기에서 소개하는 기술은 모두 자신의 손을 직접 마사지하는 방법들이다. 엄지 구부리기 대신 엄지 외 손가락 구부리기 방식이 더 편하다고 느끼는 사람도 있겠지만, 일반적으로 엄지가 다른 손가락들보다 힘을 더 줄 수 있어서 엄지를 쓰는 게 효과가 좋다.

부드러운 동작 유지

손가락 구부리기 기술은 물 흐르듯 부드럽게 이어지는 동작이다. 지압 부위의 피부만 문지르거나 부분 부분 뛰어넘지 않게 주의하며 손 전체를 마사지해야 한다. 지압하는 방향으로 손가락 끝을 구부렸다 펴면 자동으로 움직임이 일어날 것이다. 즉 손가락 마디를 최대한 구부렸다가 다시 살짝 펴면 손가락이 자연스럽게 앞으로 움직인다.

엄지 구부리기

마사지를 할 때 가장 많이 쓰는 기술이며, 평평한 면이라면 어디에든 적용할 수 있다.

높은 엄지 구부리기는 기본 엄지 구부리기를 살짝 수정한 기술로,

엄지 끝을 이용해서 지압하기 때문에 좀 더 정확한 부위를 마사지할 수 있다는 장점이 있다.

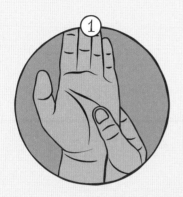

엄지를 살짝 구부려서 반대쪽 손바닥에 대고
부드럽게 눌러 준다.

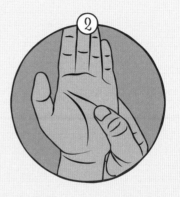

누른 상태 그대로 손가락 마디가 앞으로 더
튀어나오도록 구부린다.

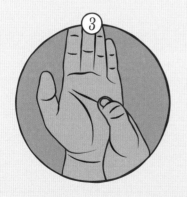

구부린 각도가 거의 90도가 될 때까지
손끝을 누르면서 손가락을 구부린다.
다시 처음 자세로 돌아온다.

수분 보충

지압을 하기 전후에 충분한 수분을 섭취
하여 체내 노폐물 배출을 돕도록 하자.

엄지 외 손가락 구부리기

이 기술도 엄지 구부리기와 비슷하다.
특히 손등 쪽 손가락과 손등의 긴 뼈 사이 움푹 들어간 곳을 마사지할 때 유용하다.

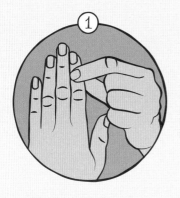

지압할 부분에 검지나 기타 손가락을 대고 부
드럽게 눌러 준다.

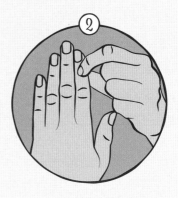

누른 상태에서 손가락을 구부린다.

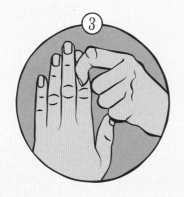

마디에 힘을 주어 손가락을 더 동그랗게
구부린다. 다시 처음 자세로 돌아온다.

주의

엄지 외 다른 손가락들은 엄지만큼 관
절이 강하지 않으니 과도하게 사용하여
무리를 주지 않도록 주의하자.

두 손가락 구부리기

이 기술은 보통 손등 쪽 네 손가락이나 손목을 마사지할 때 많이 쓰지만,
손등 쪽 엄지를 지압할 때도 유용하다.

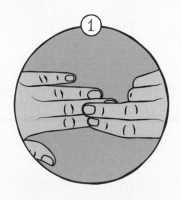

검지와 중지를 붙여 지압 부위에 대고
부드럽게 눌러 준다.

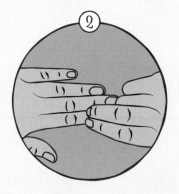

그대로 누른 채 손가락을 구부린다.

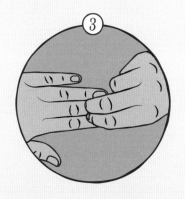

검지와 중지 끝에 힘을 주어 손가락을
더 동그랗게 구부린다.
다시 처음 자세로 돌아온다.

유의

지압할 때 거슬리거나 상처가 나지 않
도록 손톱을 짧게 유지하자.

세 손가락 구부리기

손등을 마사지하기에 최고의 기술이다.

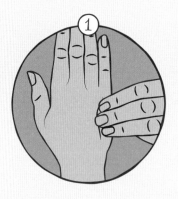

검지와 중지, 약지를 붙여 지압 부위에 대고
부드럽게 눌러 준다.

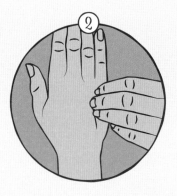

누른 채 손가락들을 구부린다.

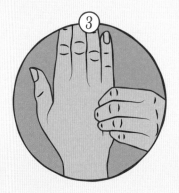

검지와 중지, 약지 끝에 힘을 주어
손가락을 더 동그랗게 구부린다.
다시 처음 자세로 돌아온다.

부드러운 동작 유지

지압할 때는 동작이 물 흐르듯 부드럽
게 이어지도록 움직여야 한다.

누른 채 돌리기

손바닥 모든 부위에 적용할 수 있는 기술이다.
손가락 구부리기를 하다가 통증이 많이 느껴지는 곳을 진정시킬 때 사용하면 도움이 된다.

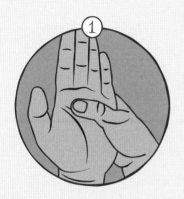 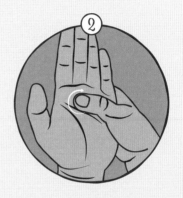

지압 부위에 엄지를 대고 몇 분간 그대로
부드럽게 누르고 있자.

누른 상태를 유지한 채 천천히 원을 그리듯
손가락을 돌린다. 피부만 문지르는 게 아니라
피부 아래 근육을 돌린다는 느낌으로
자극을 주어야 한다.

손가락 사이 누르기

엄지와 검지, 검지와 중지, 중지와 약지, 약지와 소지 사이(동물의 물갈퀴 부위)를
마사지할 때 쓰는 기술이다.

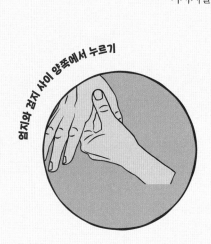

엄지와 검지 사이 양쪽에서 누르기

지압할 손은 손등이 천장을 향하도록 한다.
엄지와 검지 사이를 반대쪽 손의 엄지와 검지
끝으로 잡는다. 양쪽에서 지그시 누르면서
그대로 유지한다.

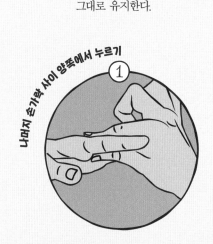

나머지 손가락 사이 양쪽에서 누르기 ①

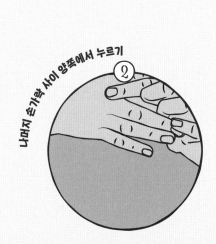

나머지 손가락 사이 양쪽에서 누르기 ②

지압할 손은 손등이 천장을 향하도록 한다.
검지와 중지 사이를 반대쪽 손의 엄지와
검지 끝으로 잡는다.

양쪽에서 부드럽게 누르고 떼는 동작을
반복한다. 끝나면 나머지 손가락 사이도
동일하게 마사지한다.

누른 채 밀기

이 기술은 손등의 긴 뼈 사이 움푹 들어간 부위를 지압할 때 사용한다.

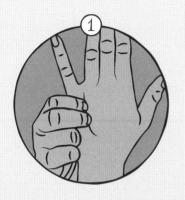

검지와 중지를 붙여 손등에서 손가락 바로
아래에 있는 긴 뼈 사이에 올린다.
몇 분간 부드럽게 누르고 있자.

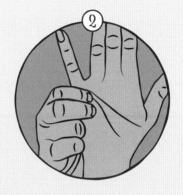

힘을 더 빼고,
그 자세 그대로 손가락을 쓸어 올린다.

세 손가락으로

누른 채 밀기 기술은 검지, 중지, 약지,
이렇게 세 손가락으로 할 수도 있다.

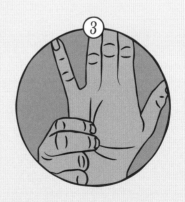

이번에는 지압 부위를 부드럽게 누르면서
손목 쪽으로 쓸어내린다. 누르는 힘은 그대로
유지한다. 피부만 문지르는 게 아니라
힘주어 당기듯 해야 한다.

손 이완하기

이번에는 정말 쉽게 따라 할 수 있는 손 풀기 운동을 소개하고자 한다. 하루 루틴으로 마사지 전후 또는 마사지 중에 할 수 있고 특정한 질병이 있어도 문제없다. 피로한 손을 풀어 주고 혈액과 림프 순환을 촉진하는 데 좋아서 소소하지만 완벽한 치료법이라 할 수 있다.

손 샌드위치

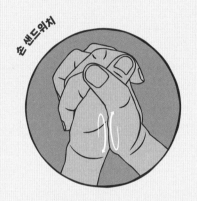

손깍지를 끼고 양쪽 엄지와 손바닥 아랫부분을 부드럽게 누른다.
그 상태에서 돌리듯이 눌러 준다.
1분 정도 하면 엄지 근육이 풀리는 기분이 들 것이다.

손바닥에 주먹 돌리기

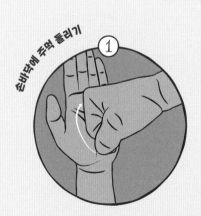

손바닥에 주먹 돌리기

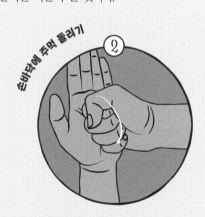

주먹 쥔 오른손을 왼손 손바닥에 올려놓는다. 주먹을 비틀 듯이 시계 방향으로 여러 번 돌려 준다. 비틀 때마다 위치를 조금씩 위로 올린다.

손바닥 아랫부분도 주먹 쥔 손을 여러 번 돌려 준다. 끝나면 손을 바꿔서 동일하게 마사지한다.

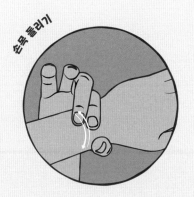

손목 돌리기

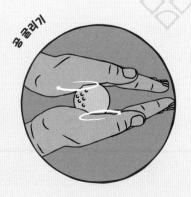

공 굴리기

오른손 엄지, 검지, 중지로 왼손 손목을
감싸 쥔다. 양쪽으로 손목을 여러 번 돌려 준다.
끝나면 손을 바꿔서 동일하게 마사지한다.

양 손바닥 사이에 골프공(또는 비슷한 크기의 다
른 공)을 올려놓는다. 손을 움직이면 공이
손바닥을 마사지할 것이다. 몇 분간 지속한다.

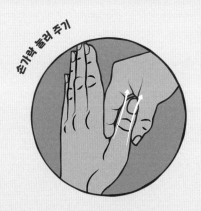

손가락 돌려 주기

오른손으로 왼손 엄지를 부드럽게 감싸 쥐고 살짝 누른다.
그 상태에서 손가락을 돌려 주고 손가락 끝 방향으로 당겼다 제자리로
돌아오기도 한다. 동일한 방식으로 나머지 손가락도 마사지한다.
끝나면 오른손으로 넘어간다.

"건강한 생활을 영위하려면 충분히 자신을 사랑하세요."

줄스 롭슨 *Jules Robson*

CHAPTER 3

FULL REFLEXOLOGY ROUTINE

하루 루틴으로 좋은 손 전체 마사지

간단하지만 강력한 효과를 내는 손 마사지를 규칙적으로 하면 면역력이 좋아지고 가벼운 통증 정도는 쉽게 가라앉힐 수 있다. 이번 장에서 소개하는 마사지는 신체 부위에 따라 여섯 구역으로 나누어져 있다. 하나씩 배워서 연습하다 보면 모든 마사지를 하나로 매끄럽게 이어서 할 수 있고, 양손 모두 마사지하는 데 20분도 채 걸리지 않을 것이다.

머리와 목

손가락은 우리 몸에서 머리와 목에 해당한다.

손바닥

손가락을 가로로 반 나누었을 때 위쪽에는 뇌와 턱, 치아, 부비강 지압점이 있고, 아래쪽에는 목과 눈, 귀 지압점이 있다. 엄지에는 머리 전체와 목 지압점이 있고 그 안에 머리와 목을 중심으로 한 특정 지점이 있다. 그래서 엄지를 마사지하면 뇌, 뇌하수체, 코, 목구멍, 후두부, 목, 갑상샘에 영향을 줄 수 있다.

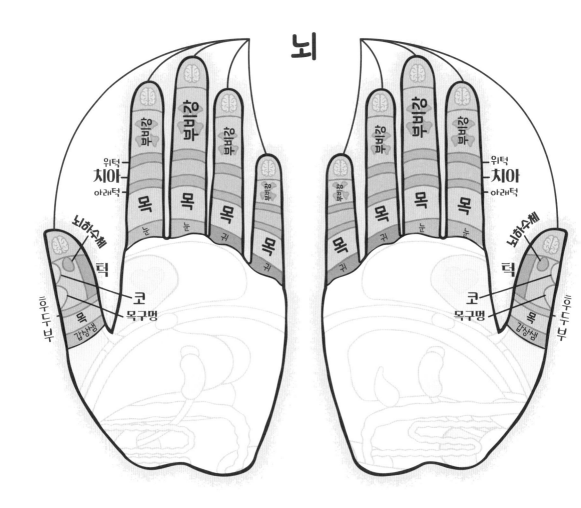

손등

손가락을 가로로 반 나누었을 때 위쪽에는 부비강 지압점이, 아래쪽에는 목 지압점이 있다. 엄지를 가로로 반 나누었을 때 위쪽에는 얼굴 지압점이, 아래쪽에는 목과 갑상샘 지압점이 있다.

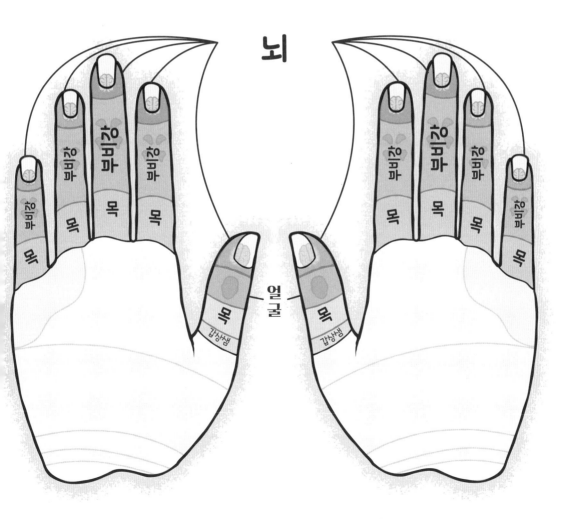

머리와 목 마사지

왼손을 먼저 하고 오른손으로 넘어간다.

수분 보충

지압을 하기 전후에 수분을 충분히 섭취
하여 체내 노폐물 배출을 돕도록 하자.

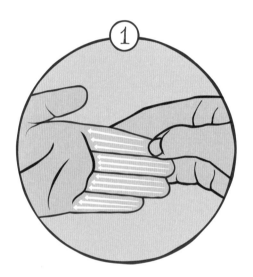

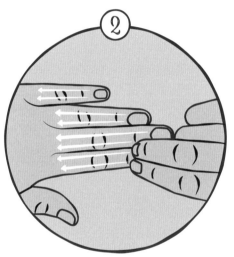

왼손 손바닥이 천장을 향하게 놓는다.
오른손 네 손가락으로 손등 쪽 손가락들을
받친다. 오른손 엄지로 왼손 검지 끝에서
시작해 손바닥 쪽으로 엄지 구부리기를 한다.
시작점을 조금씩 옮겨가며 3번을 한 뒤
손가락 양옆도 지압해 준다. 같은 방식으로
중지, 약지, 소지를 모두 마사지한다.

이번에는 손등 쪽 손가락을 마사지할 차례다.
오른손 엄지로 반대쪽을 받친다.
왼손 검지 손톱 경계선에서부터
손등 쪽으로 두 손가락 구부리기를 한다.
같은 방식으로 중지, 약지,
소지를 모두 마사지한다.

기술
엄지 구부리기: 27쪽
두 손가락 구부리기: 29쪽

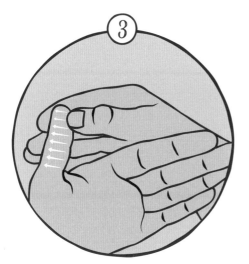

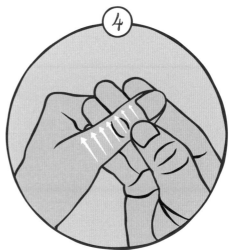

왼손 손바닥이 천장을 향하게 놓는다.
오른손 네 손가락으로 왼손 엄지 뒤를 받친다.
엄지 끝부터 시작해 가로로 엄지 구부리기를
한다. 손가락을 떼고 약간의 시간차를 둔 뒤
처음 위치에서 조금 아래로 내려와
다시 시작한다. 이런 식으로 엄지가 시작되는
부분의 관절까지 마사지한다.

손등 쪽 엄지를 지압할 차례다.
오른손 엄지를 왼손 엄지손톱 경계선 바로
아래에 대고 나머지 네 손가락으로 뒤를
받친다. 가로로 엄지 구부리기를 한다.
손가락을 떼고 약간의 시간차를 둔 뒤 처음
위치에서 조금 아래로 내려와 다시 시작한다.
이런 식으로 엄지가 시작되는 관절까지
마사지한다.

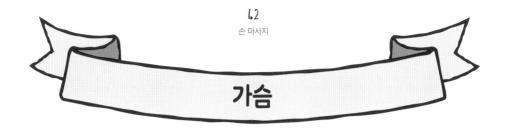

가슴

손가락들이 시작되는 곳 부근에 있는 관절들은 가슴과 연결되어 있다.

손바닥

엄지에서 검지 아래 관절까지가 심장에 해당한다. 폐 지압점은 엄지 아래부터 약지 아래 관절까지 이어진다. 엄지 관절에는 흉선, 심장, 폐, 식도를 포함한 가슴 중앙 지압점들이 있다. 손가락 사이를 연결해 지압하면 어깨선을 따라 지압하는 효과가 있어 쇄골과 어깨 위쪽의 뭉친 근육이 풀어진다.

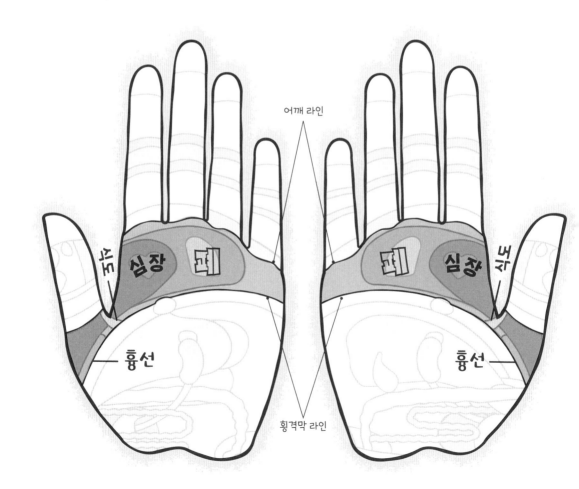

손등

손등의 검지, 중지, 약지, 소지에서 내려오면 긴 뼈가 있고 그사이에 움푹 들어간 곳이 세 곳 있다. 여기를 지압하면 늑골과 늑골 사이에 있는 근육, 견갑골, 어깨 근육, 등 위쪽 근육, 유방에 영향을 줄 수 있다. 또한 폐를 깊게 지압할 수 있는 곳이기도 하다.

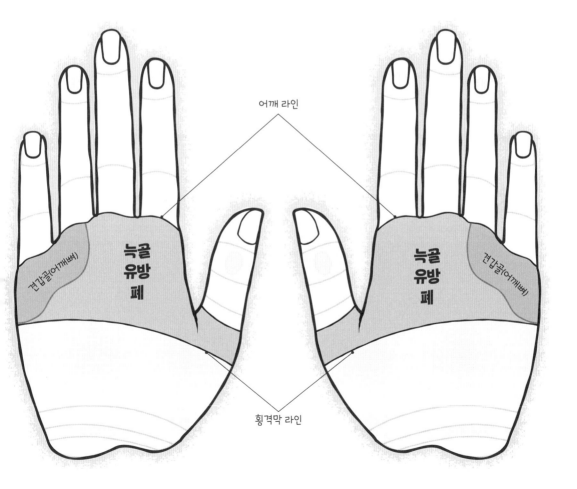

어깨 라인

견갑골(어깨뼈)

늑골
유방
폐

늑골
유방
폐

견갑골(어깨뼈)

횡격막 라인

가슴 마사지

왼손을 먼저 하고 오른손으로 넘어간다.

수분 보충

지압을 하기 전후에 수분을 충분히 섭취
하여 체내 노폐물 배출을 돕도록 하자.

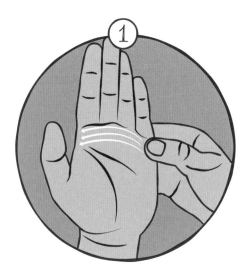

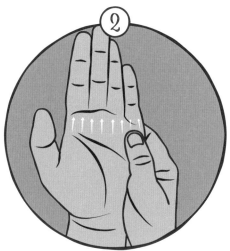

왼손 손바닥이 천장을 향하게 놓는다.
오른손 엄지를 왼손 소지 바로 아래,
손바닥 가장자리에 올린다.
네 손가락은 반대쪽을 받친다.
검지 아래까지 가로로 엄지 구부리기를 한다.
최대한 손가락에 가깝게 붙여서 하자.
약간의 시간차를 둔 뒤 처음 위치에서
조금 아래로 내려와서 다시 시작한다.
이런 식으로 횡격막 라인까지 마사지한다.

횡격막 라인과 어깨 라인 사이를
세로로 마사지할 차례다. 소지 아래 횡격막
라인에서 시작해서 어깨 라인 쪽으로
올라가며 엄지 구부리기를 한다.
소지와 약지 사이를 여러 번 반복한다.
이런 식으로 검지까지 마사지하면 된다.

기술
엄지 구부리기: 27쪽
두 손가락 구부리기: 29쪽

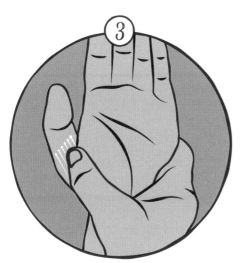

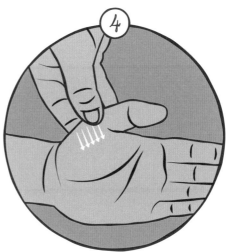

엄지가 시작되는 지점의 관절을
엄지 구부리기로 마사지할 차례다.
횡격막 라인에서 시작해 어깨 라인으로
올라가며 마사지한다. 여러 번 반복하여
엄지 관절 전체를 마사지한다.

오른손 네 손가락으로 왼손 손등 쪽
엄지를 받친다. 엄지가 시작되는 곳, 손바닥 가
장자리에서 시작해 손바닥 방향으로
내려가며 엄지 구부리기를 한다. 여러 번
반복하여 엄지 관절 전체를 마사지한다.

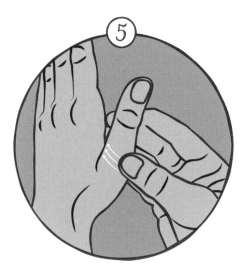

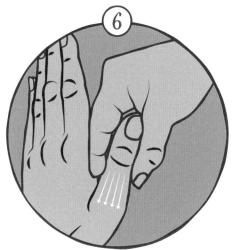

손등은 천장을 향한다.
오른손 검지와 중지로 왼손 손바닥쪽 엄지를
받친다. 약간의 시간차를 두고 가로로
엄지 구부리기를 하여 엄지 관절을
모두 마사지한다. 힘줄을 지날 때는 힘을 빼고
부드럽게 눌러야 한다.

수직으로 엄지 구부리기를 할 차례다.
어깨 라인에서 횡격막 라인으로 내려가며
지압한다. 약간의 시간차를 두고 하며,
엄지 관절 전체를 마사지할 때까지 반복한다.

기술
엄지 구부리기: 27쪽
누른 채 밀기: 33쪽

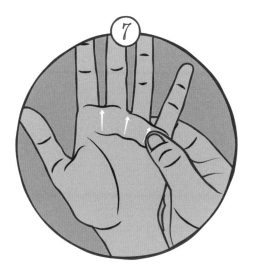

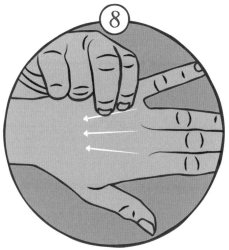

네 손가락의 사이를 마사지할 차례다.
왼손 손바닥이 천장을 향하게 놓는다.
오른손 엄지를 왼손 소지와 약지 사이에,
오른손 검지를 맞은편에 대고
엄지 구부리기를 한다. 아래에서 시작하여
위로 올라가며 누르면 된다.
끝나면 약지와 중지 사이, 중지와 검지 사이도
동일하게 마사지한다.

손등 쪽 긴 뼈 사이를 마사지할 차례다.
오른손 엄지로 왼손 손바닥을 받치고,
검지와 중지로 부드럽게 누른 뒤 한쪽으로
천천히 밀어 준다. 한 곳을 여러 번 반복한 뒤
다음으로 넘어간다.

윗배와 복부 중앙

대부분의 장기와 조직들은 양손에 있지만, 윗배와 복부 중앙은 예외다.

손바닥

윗배와 복부 중앙에 있는 장기와 근육은 손바닥 중앙과 연결되어 있다. 하지만 쓸개는 오른손 손바닥에, 비장은 왼손 손바닥에만 있다.

또한 한쪽이 다른 쪽보다 더 큰 비중을 차지하는 장기들이 있는데, 위와 췌장은 대부분이 왼쪽 손바닥에 있고 오른손 손바닥에는 엄지 관절 아래 조그맣게 있다. 장기중 가장 크기가

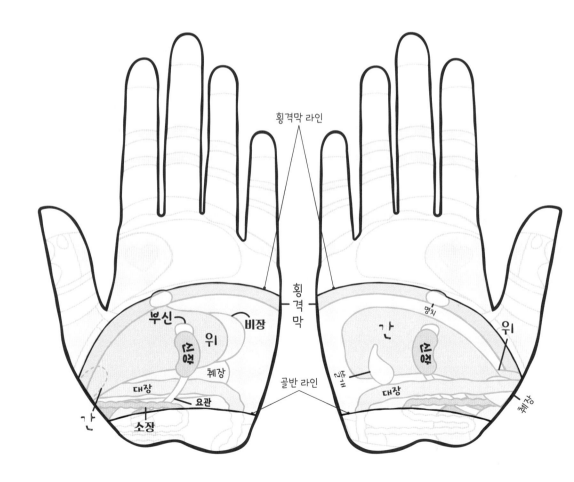

큰 간은 대부분 오른손 손바닥에 있다. 왼손 엄지 관절 아래에 있는 간 지압점은 크기가 작다. 횡격막, 명치, 부신, 신장, 요관, 대장, 소장 지압점의 크기는 양손 모두 동일하다.

손등

늑골 아랫부분과 등 중앙 근육 지압점은 손등에 있다.

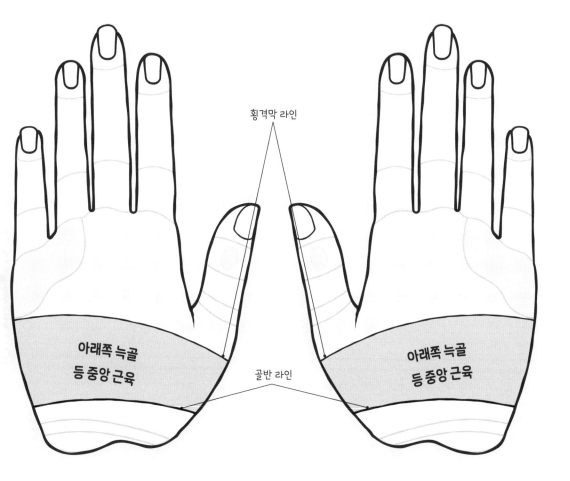

횡격막 라인

아래쪽 늑골
등 중앙 근육

골반 라인

아래쪽 늑골
등 중앙 근육

윗배, 복부 중앙 마사지

왼손을 먼저 하고 오른손으로 넘어간다.

수분 보충

지압을 하기 전후에 수분을 충분히 섭취
하여 체내 노폐물 배출을 돕도록 하자.

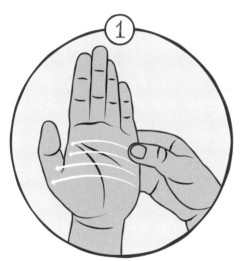

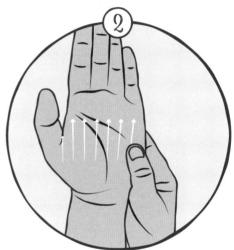

왼손 손바닥이 천장을 향하게 놓는다.
오른손 엄지를 왼손 소지가 시작되는
관절 아래에 올려놓는다. 오른손의 나머지
손가락은 왼손 손등을 받친다. 관절 아래를
따라 반대쪽 가장자리까지 엄지 구부리기를
한다. 횡격막이 이완되도록 여러 번 반복한다.
손가락을 떼고 다시 처음 위치로 돌아오되,
이번에는 조금 더 아래로 내려와서 시작한다.
이런 식으로 골반 라인까지 마사지하면 된다.

이번에는 골반 라인과 횡격막 라인 사이를
세로로 지압할 차례다. 소지 아래 골반 라인에
오른손 엄지를 대고 횡격막 라인까지
올라가며 엄지 구부리기를 한다.
손가락을 떼고 다시 처음 위치로 돌아오되,
이번에는 엄지 쪽으로 조금 이동한 위치에서
시작한다. 이런 식으로 엄지와 검지 사이
부근까지 마사지한다.

기술
엄지 구부리기: 27쪽
세 손가락 구부리기: 30쪽

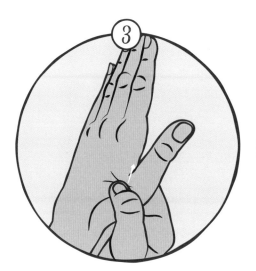

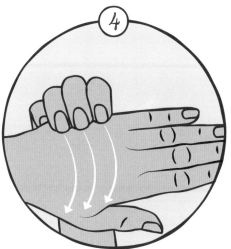

손등이 천장을 향하게 한다.
오른손 엄지는 왼손 엄지와 검지 사이에,
검지는 맞은편에 대고 양쪽에서 지그시
누른다. 끝나는 지점까지 올라가며 지압한다.
이런 식으로 여러 번 반복한다.

네 손가락 관절 아랫부분은 세 손가락
구부리기로 지압한다. 오른손 검지, 중지,
약지를 왼손 바깥쪽 가장자리에 올려놓는다.
소지 관절 바로 아래다. 손가락을 구부리며
천천히, 부드럽게 누른다. 이런 식으로 검지
아래 긴 뼈까지 마사지하면 된다.

아랫배와 골반

손바닥 아랫부분은 아랫배와 골반에 해당한다.

손바닥

방광 지압점은 양손의 엄지 아래에 있지만, 회맹판과 충수 지압점은 오른손의 소지 아래에만 있다. 대장 아랫부분과 소장, 허리 근육, 서혜부 지압점은 양손 아랫부분에 걸쳐 있다. 좌골신경은 신체에서 가장 길고 넓은 단일 신경으로, 많은 잔가지를 가지고 있다. 이 신경은 허리에서 시작해 고관절을 거쳐 다리까지

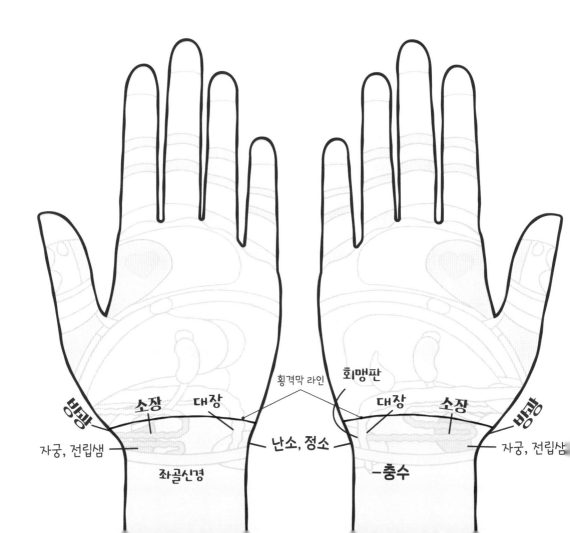

이어져 있어서 지압도 양쪽 손바닥 아랫부분을 광범위하게 해야 한다.

손등

아랫배, 골반, 서혜부 지압점은 손등 쪽 손목 근처에도 있다.

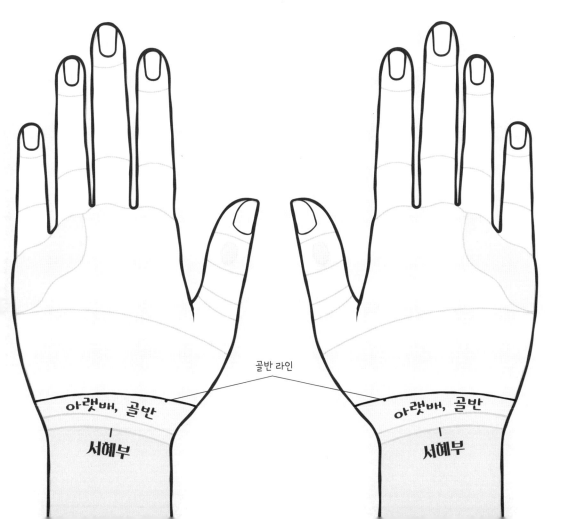

골반 라인

아랫배, 골반

아랫배, 골반

서혜부

서혜부

아랫배와 골반 마사지

왼손을 먼저 하고 오른손으로 넘어간다.

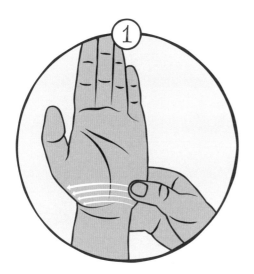

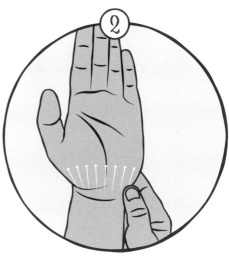

왼손 손바닥이 천장을 향하게 놓는다.
오른손 네 손가락으로 왼손 손등을 받치고
오른손 엄지를 왼손 소지 아래 골반 라인에
올려놓는다. 반대쪽 가장자리까지 천천히
엄지 구부리기를 한다. 손가락을 떼고 약간의
시간차를 둔 뒤 처음 위치에서 조금 더
아래로 내려와 다시 시작한다. 이런 식으로
손목까지 마사지하면 된다. 손바닥 아랫부분을
천천히 여러 번 마사지하면
허리 근육을 푸는 데 도움이 된다.

이번엔 세로로 마사지할 차례다.
오른손 엄지를 왼손 소지 아래쪽 손목
부근에 올려놓는다. 나머지 손가락으로
왼손 손목을 받친다. 골반 라인까지
올라가면서 엄지 구부리기를 한다.
손가락을 떼고 약간의 시간차를 둔 뒤
처음 위치에서 조금 더 엄지 쪽으로 이동해
시작한다. 이런 식으로 반대쪽
가장자리까지 마사지한다.

기술
엄지 구부리기: 27쪽
두 손가락 구부리기: 29쪽

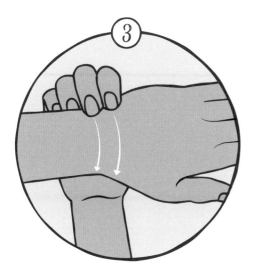

손등 쪽은 두 손가락 구부리기로 지압한다.
오른손 검지와 중지를 붙여 왼손 소지에서
내려온 손목 가장자리에 올려놓는다.
반대쪽 가장자리까지 여러 번 마사지한다.

몸 중앙과 척추

엄지 뼈가 있는 손 안쪽 가장자리는 몸 중앙의 근육들과 척추에 해당한다.

손 안쪽 가장자리

여성의 자궁과 남성의 전립샘 지압점은 손목 바로 위에 있다. 비슷한 곳에 꼬리뼈 지압점이 있으며 조금 더 가장자리에 가깝다. 여기에서

조금 더 올라가면 천골과 요추를 포함한 허리 지압점이 있다. 손목에서 조금 위에 뼈가 튀어나온 곳부터 엄지가 시작되는 곳이 바로 허리 지압점이다.

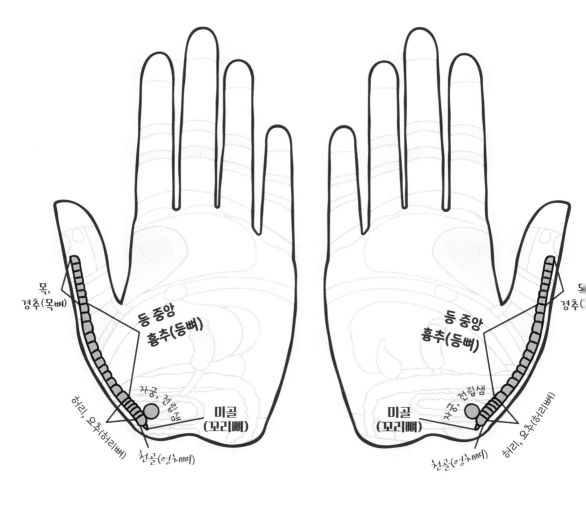

흉추 지압점은 엄지가 시작되는 관절에서 긴
뼈를 따라 엄지 중간 관절까지 이어진다. 엄지
중간 관절에서 손톱 경계선까지가 목과 경추
지압점이다.

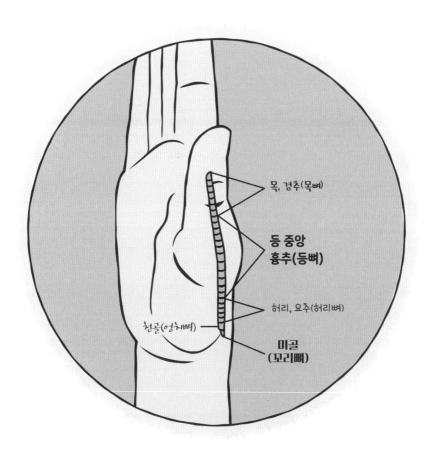

목, 경추(목뼈)

**등 중앙
흉추(등뼈)**

허리, 요추(허리뼈)

천골(엉치뼈)

**미골
(꼬리뼈)**

몸 중앙과 척추 마사지

이완된 척추는 우리 몸의 모든 부분들이 보다 효율적으로 기능하도록 돕기 때문에 이 구역은 시간을 들여 마사지하는 것이 좋다. 척추는 수많은 근육들과 연결되어 있다. 또한 척수는 중추신경계의 일부로 우리 몸과 뇌 사이의 정보 소통 경로로 매우 중요한 역할을 한다. 마사지는 왼손을 먼저 하고 오른손으로 넘어간다.

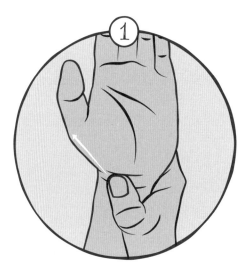

왼손 손바닥이 천장을 향하게 놓는다.
오른손 엄지를 왼손 엄지 안쪽 가장자리,
손목 바로 위에 올려놓는다. 살짝 들어간
느낌이 드는 곳이다. 오른손 손바닥과 나머지
손가락으로 왼손 손목을 감싸 쥐면 안정감
있게 마사지할 수 있다. 왼손 엄지가 시작되는
관절까지 올라가며 천천히 부드럽게 엄지
구부리기를 한다. 긴 뼈가 느껴질 정도로
가까이 붙어서 지압하도록 하자.

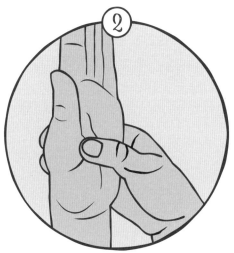

지압 도중 압통이 느껴지는 부위가 있다면
그곳을 부드럽게 누르고 돌려 준다.
몇 분간 또는 압통이 사라질 때까지 누른 뒤
다시 본 마사지를 이어간다.
①과 ②단계를 여러 번 반복한다.

기술
엄지 구부리기: 27쪽
누른 채 돌리기: 31쪽

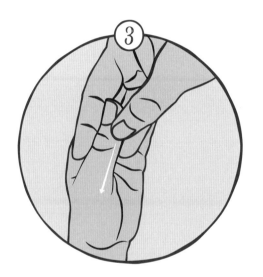

안쪽 가장자리

앞에서 말했듯 손의 '안쪽 가장자리'와 '바깥쪽 가장자리'라는 말은 손을 어느 방향으로 두는지에 따라 달라질 수 있다. 그러나 이 책에서는 손바닥이 천장을 향하든 바닥을 향하든 안쪽 가장자리는 무조건 엄지가 있는 쪽이다.

오른손 엄지를 왼손 엄지 안쪽 가장자리에
올려놓는다. 손톱과 만나는 지점이다.
엄지가 시작되는 관절까지 엄지 구부리기를
하며 내려간다. 오른손 검지, 중지, 약지로
왼손 엄지를 받치면 안정감 있게 할 수 있다.
여러 번 반복한다.

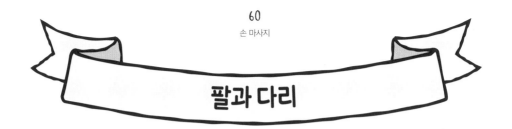

팔과 다리

소지가 시작되는 관절에서 손목까지, 손날을 따라 어깨 관절, 팔, 팔꿈치, 손목, 손, 고관절, 다리,
무릎, 발목, 발, 여성의 난소, 남성의 정소 지압점이 있다.

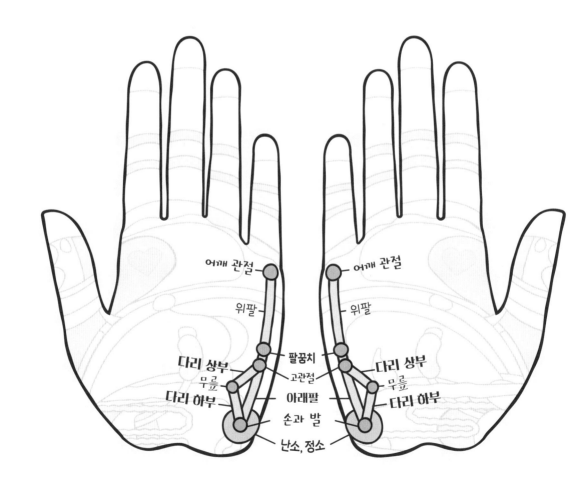

손 바깥쪽 가장자리

소지 아래에서 손목까지 손날을 따라 지압하면 팔 전체를 마사지하는 것과 같은 효과가 있다. 어깨 관절과 삼각근은 소지가 시작되는 부분에 있다. 손목과 소지 중간에는 팔꿈치와 고관절 지압점이 있고, 그 아래쪽부터 손목 근처에는 다리와 무릎 지압점이 있다. 손목 바로 위에는 발목, 발, 손 지압점과 함께 난소와 정소 지압점이 있다.

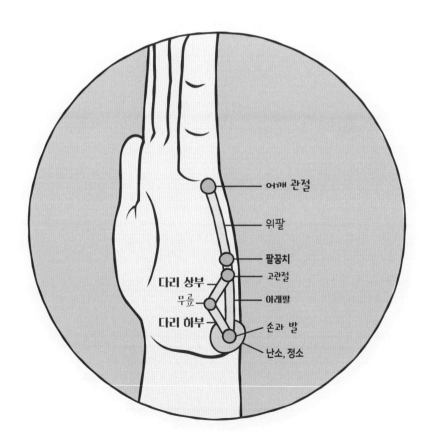

팔과 다리 마사지

왼손을 먼저 하고 오른손으로 넘어간다.

수분 보충

지압을 하기 전후에 수분을 충분히 섭취
하여 체내 노폐물 배출을 돕도록 하자.

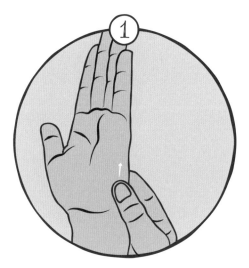

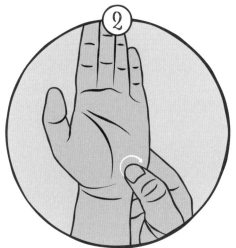

왼손 손바닥이 천장을 향하게 놓는다.
오른손 엄지를 왼손 소지 아래 바깥쪽
가장자리의 손목 근처에 올려놓는다.
오른손 네 손가락으로 왼손 손목을 감싸 쥐면
안정감 있게 마사지할 수 있다.
손목 위쪽에 뼈가 살짝 튀어나온
부위를 따라 올라가며 엄지 구부리기를 한다.
다리 지압점이 있는 1/3 지점까지 마사지하면
된다. 이런 식으로 여러 번 반복한다.

오른손 엄지 끝을 왼손 손바닥의
무릎 지압점이 있는 곳에 올려놓는다.
엄지를 더 많이 꺾어서 구부린 뒤 그대로
유지하거나 1분간 작은 원을 그리듯
돌려 준다.

기술

엄지 구부리기: 27쪽

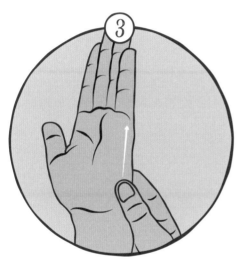

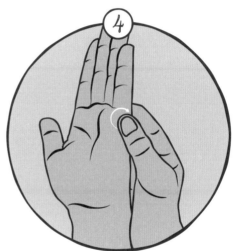

팔 지압점을 마사지할 차례다.
다시 손목 근처에서 시작해 소지가 시작되는
부위까지 올라가며 엄지 구부리기를 한다.
여러 번 반복한다.

소지가 시작되는 곳 바로 밑을 누르고
작은 원을 그리듯 돌려 주면 어깨 관절을
풀 수 있다.

바깥쪽 가장자리

앞에서 말했듯 손의 '안쪽 가장자리'와 '바깥쪽 가장자리'라는 말은 손을 어느 방향으로 두
는지에 따라 달라질 수 있다. 그러나 이 책에서는 손바닥이 천장을 향하든 바닥을 향하든
바깥쪽 가장자리는 무조건 소지(새끼손가락)가 있는 쪽이다.

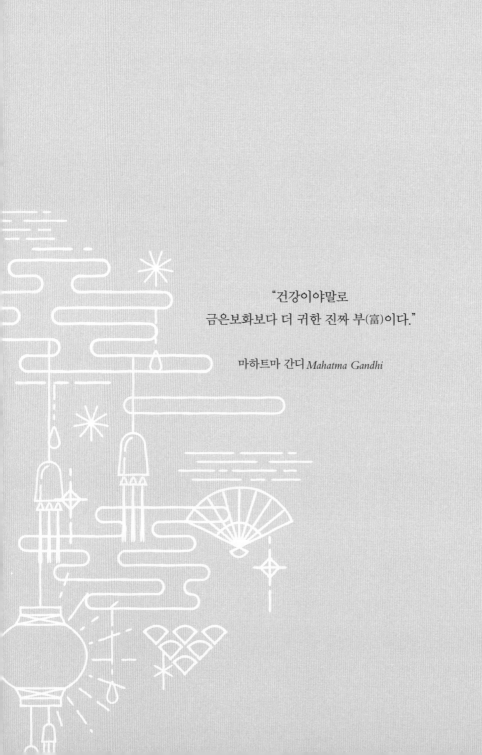

"건강이야말로
금은보화보다 더 귀한 진짜 부(富)이다."

마하트마 간디 *Mahatma Gandhi*

CHAPTER 4

SPECIFIC AILMENTS

증상별 마사지 방법

특정 증상이나 질환을 해소하는 데 목표를 두고 꾸준히 지압을 하면 실제로 병을 치료하거나, 통증 또는 불쾌감을 완화할수 있다. 이번 장은 증상 완화를 주제로 구성되어 있다. 3장에서 소개한 것처럼 여섯 구역으로 나누어 머리끝에서 발끝으로이어진다. 주로 왼손을 먼저 마사지하며, 지압점은 대부분 양손의 같은 위치에 있다. 위치가 다를 경우 양손을 함께 그림으로 표시해 두었다. 사람마다 장기의 위치가 조금씩 다르니 마사지할 때 지압 부위를 조금 더 넓게 잡도록 하자. 책을 참고하여 매일 마사지한다면 원하는 결과를 얻을 수 있을 것이다. 때로는 증상이 완화될 때까지 하루에 몇 번씩 반복해서 마사지하는 것이 큰 도움이 되기도 한다.

손의 부위별 명칭

손의 각 부위를 칭하는 말이 하나 이상일 때도 있다. 혼란을 방지하기 위해
아래처럼 깔끔하게 정리해 두었으니, 책을 읽다가 명칭이 헷갈린다면 이 페이지로 돌아와
확인한 뒤 다시 마사지를 진행하자.

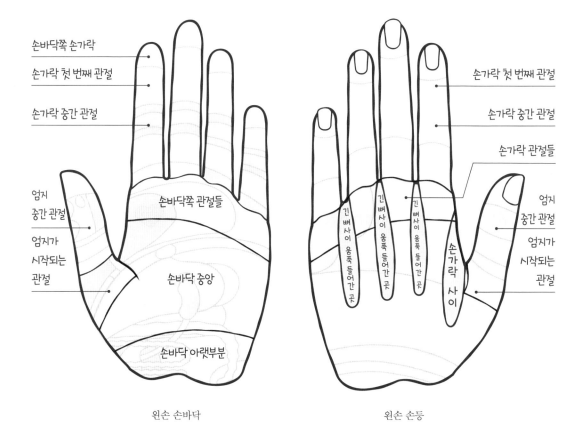

손바닥쪽 손가락

손가락 첫 번째 관절

손가락 중간 관절

엄지
중간 관절

엄지가
시작되는
관절

손바닥쪽 관절들

손바닥 중앙

손바닥 아랫부분

손가락 첫 번째 관절

손가락 중간 관절

손가락 관절들

엄지
중간 관절

엄지가
시작되는
관절

긴 뼈 사이 움푹 들어간 곳

긴 뼈 사이 움푹 들어간 곳

긴 뼈 사이 움푹 들어간 곳

손가락 사이

왼손 손바닥

왼손 손등

코 막힘

코가 막히면 숨쉬기도 힘들고 불쾌한 느낌이 든다.
이때 양손 손가락에 있는 부비강 지압점을 마사지하면 증상을 완화할 수 있다.

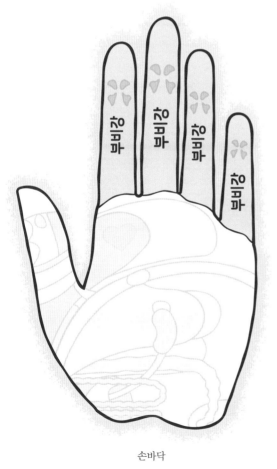

손바닥

① 왼손 손바닥이 천장을 향하게 놓는다.
검지 끝에서 시작해 검지가 시작되는
곳까지 엄지 구부리기를 하며 내려온다.
오른손 검지, 중지, 약지로 왼손 손가락을
받치면 안정감 있게 마사지할 수 있다.
끝나면 손가락 양옆과 뒷쪽도 동일하게
마사지한다. 각각 최소 2~3번 이상
반복한다.

② 같은 방식으로 중지, 약지, 소지도
마사지한다. 호흡이 한결 편해질 때까지
지압한 뒤 오른손으로 넘어간다.

부비강염
부비강염은 비강 주위에 있는 빈 공간에
염증이 생기는 질환이며, 환자를 매우 고
통스럽게 만들 수 있다. 증상이 있다면
하루에도 여러 번 지압하자.

긴장성 두통

긴장성 두통은 스트레스, 피로, 공복, 카페인 금단이 원인일 수 있다.
증상은 관자놀이, 이마, 안와(눈구멍), 두개골 아래에 있는 후두부 등에서 나타난다.
이때 엄지에 있는 머리와 후두부 지압점을 마사지하면 증상을 완화할 수 있다.
한쪽 편만 두통이 심하다면 해당하는 쪽 엄지를 먼저 마사지한다.
그리고 두통이 사라질 때까지 반대쪽 손도 마저 지압해 준다.

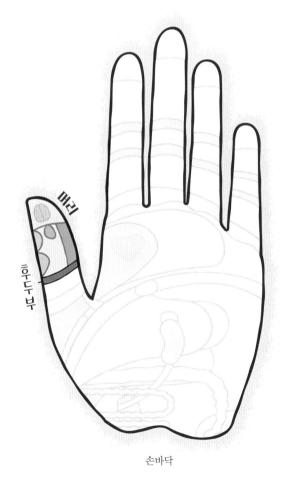

머리

후두부

손바닥

① 왼손 손바닥이 천장을 향하게 놓는다.
엄지 끝부터 중간 관절까지 가로로
엄지 구부리기를 한다.

② 엄지 중간 관절에는 후두부 지압점이
있으니 신경 써서 몇 번 더 지압한다.
끝나면 오른손 엄지로 넘어간다.

예방
매일 마사지하여 두통을 예방해 보자.

부비강염 두통

부비강염 두통은 이마나 안와(눈구멍), 또는 눈 아래쪽 부비강의 압력 변화로 나타나는 증상이다.
이를 완화하기 위해서는 머리, 뇌, 후두부 지압점이 있는 엄지,
그리고 부비강과 머리 지압점이 있는 네 손가락을 모두 지압해야 한다.

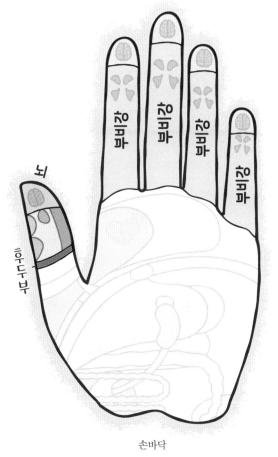

손바닥

① 왼손 손바닥이 천장을 향하게 놓는다. 엄지 끝부터 후두부 지압점이 있는 중간 관절까지 가로로 엄지 구부리기를 한다. 끝나면 오른손으로 넘어간다.

② 검지는 손끝에서 시작해서 검지가 시작되는 곳까지 아래로 내려가며 엄지 구부리기를 한다. 끝나면 손가락 양옆과 뒤쪽도 동일하게 마사지한다. 한번 마사지할 때마다 최소 2~3번 반복한다. 같은 방식으로 중지, 약지, 소지도 지압한 뒤 오른손으로 넘어간다.

예방

두통 완화에 좋은 지압점을 몇 분간 매일 마사지하면 예방에 도움이 될 것이다.

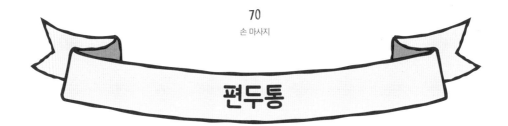

편두통

편두통은 사람마다 강도와 지속 기간이 다르다. 일상생활에 지장을 줄 정도로 통증이 심한 경우도 있고, 경미한 증상이 며칠 동안 지속되기도 한다. 편두통을 완화하려면 엄지에 있는 머리, 후두부, 뇌하수체 지압점을, 메스꺼운 증상이 있다면 손바닥에 있는 명치 지압점을 마사지하자. 통증이 더 심한 쪽에 해당하는 손을 먼저 지압한다.

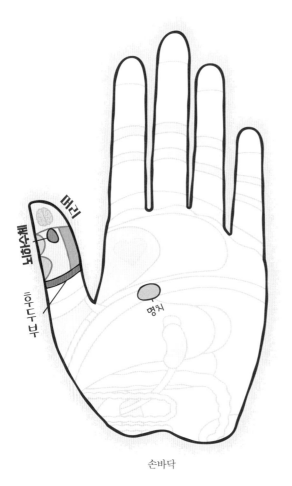

손바닥

① 왼손 손바닥이 천장을 향하게 놓는다. 엄지 끝부터 후두부 지압점이 있는 중간 관절까지 가로로 엄지 구부리기를 한다.

② 엄지 중앙에 있는 뇌하수체 지압점에 오른손 엄지 끝을 올려놓는다. 1분간 누르고 돌려 준다. 통증이 줄어들 때까지 엄지의 나머지 부분도 마사지한다. 끝나면 오른손으로 넘어가 ①과 ②단계를 반복한다.

③ 메스꺼움이 느껴지면 검지와 중지 사이에서 내려와 명치 지압점에 오른손 엄지를 올려놓는다. 통증이 어느 정도 가실 때까지 부드럽게 누른다. 끝나면 오른손으로 넘어간다.

경고

임신 중이라면 아래에서 설명하는 손가락 사이 지압은 하지 않는다. 맞은편에서 설명한 ①~③ 단계는 따라 해도 안전하다.

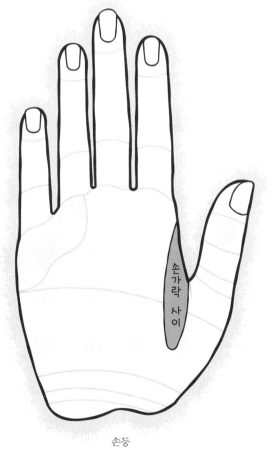

손등

④ 편두통을 완화하는 데 도움이 되는 다른 효과적인 방법은 엄지와 검지 사이를 눌러 주는 것이다. 통증이 있는 쪽 손을 먼저 하자. 손등은 천장을 향하게 놓는다. 지압하는 엄지와 검지로 지압 받는 엄지와 검지 사이를 잡고 양쪽에서 누른다. 아래쪽에서 시작해 위쪽으로 올라가며 압통이 느껴지는 부위까지 지압한다.

⑤ 압통 지점에서는 잠시 부드럽게 누르고 있자. 세기를 동일하게 유지하면서 편두통이 사라질 때까지 누르면 된다. 손가락이 뻐근해지면 손을 바꿔서 반대쪽 손을 마사지한다.

손가락 사이

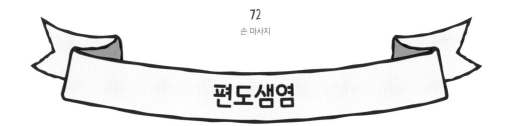

편도샘염

목구멍 뒤쪽에 있는 두 개의 커다란 조직인 편도샘은 세균이 기도로 넘어가지 않도록 사전에
차단하는 역할을 하고 항체를 만들어 감염에 대항하기도 한다. 편도샘염은 이 편도샘에 염증이
생기는 질환이며, 세균이나 바이러스 감염이 원인일 수 있다. 목, 흉선, 부신 지압점을 마사지하면
증상을 어느 정도 완화할 수 있다.

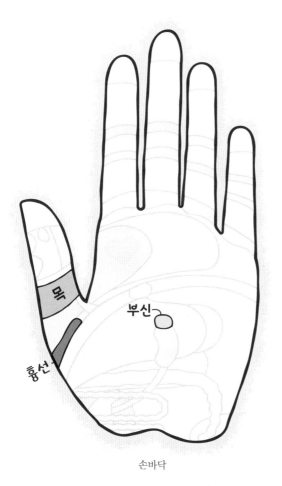

손바닥

① 왼손 손바닥이 천장을 향하게 놓는다.
엄지가 시작되는 관절 바로 아랫부분,
안쪽 가장자리에 오른손 엄지를
올려놓는다. 2/3지점까지 가로로 엄지
구부리기를 한다. 느린 속도로 2분 정도
마사지하자.

② 엄지가 시작되는 관절 앞뒤에 모두
가로로 엄지 구부리기를 한다.
몇 분간 반복한다.

③ 손바닥 중앙에서 살짝 엄지 쪽으로
치우친 부분에 오른손 엄지를 올려놓는
다. 부신 지압점이 있는 곳이다.
약 1분간 누른 채 돌려 주면 부신
기능을 활성화할 수 있다. 끝나면
오른손으로 넘어간다.

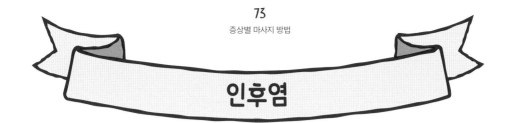

인후염

일반적인 감기 초기 증상은 목 통증으로 시작된다. 이때 머리와 목 지압점을 마사지한 뒤 목구멍 지압점을 추가로 지압한다. 여기에 흉선도 마사지하면 면역력 강화에 도움이 될 것이다.

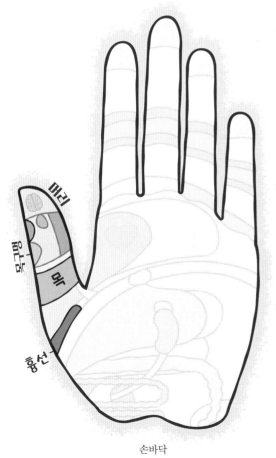

손바닥

① 왼손 손바닥이 천장을 향하게 놓는다. 엄지 끝에서 가로 방향으로 엄지 구부리기를 한다. 손가락을 떼고 다시 처음 위치로 돌아오되, 이번에는 조금 아래로 내려와서 시작한다. 이런 식으로 엄지가 시작되는 관절까지 마사지한다. 몇 분간 반복한다.

② 손등 쪽 손톱 근처에는 목구멍 지압점이 있다. 이곳에는 높은 엄지 구부리기를 여러 번 반복해 주자. 압통이 느껴지는 부위에서는 통증이 완화될 때까지 몇 분간 누르는 자세를 유지한다.

③ 엄지가 시작되는 관절 부위를 몇 분간 엄지 구부리기로 마사지한다. 손바닥과 손등 쪽 모두 마사지한다. 끝나면 오른손으로 넘어간다.

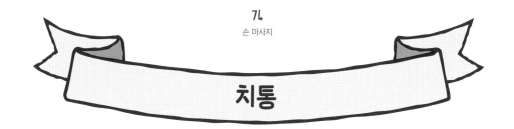

치통

치통이 있다면 반드시 치과에 가는 것이 좋다. 그러나 당장 병원에 갈 수 없을 때,
해당 지압점을 마사지하면 통증 완화에 도움이 된다.
통증이 있는 쪽의 손가락을 먼저 지압해 주자.

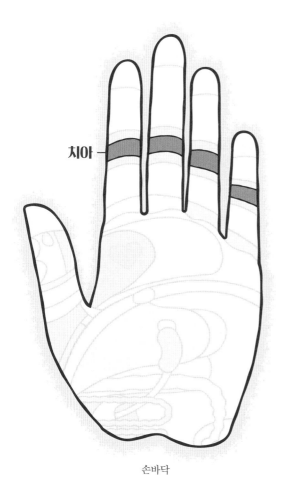

치아

손바닥

① 치아 지압점은 엄지를 제외한 네
  손가락의 중간 관절에 있다. 이곳을
  누르다 보면 다른 곳보다 더 아프게
  느껴지는 곳이 있을 것이다.
  가로로 놓은 엄지 구부리기를 한 뒤
  세로 방향도 마사지해 주자.

② 지압 도중 아픈 부위가 있다면 몇 분간
  천천히 누르고 있거나 치통이 사라질 때
  까지 누른 뒤 다시 마사지를 이어간다.

③ 중간 관절을 모두 지압한 뒤 마무리한다.

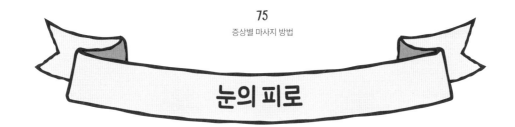

눈의 피로

눈이 피로해지는 주된 이유는 컴퓨터나 휴대전화 같은 전자기기의 화면을 장시간 보고 있기 때문이다. 눈과 후두부 지압점을 마사지하면 긴장된 근육이 풀려서 눈의 피로를 줄이는 데 좋다.

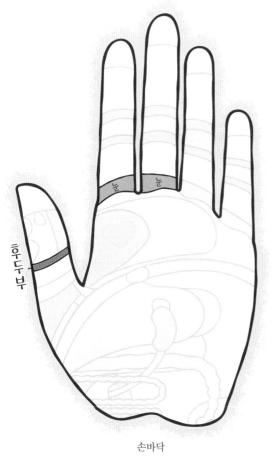

눈

후두부

손바닥

① 왼손 손바닥이 천장을 향하게 놓는다. 중지가 시작되는 곳에 있는 눈 지압점을 엄지 구부리기로 약 2분간 천천히 마사지한다. 검지도 같은 부위를 지압한 뒤 오른손으로 넘어간다. 눈이 환해지는 느낌이 들 때까지 반복한다.

② 엄지 중간 관절에 후두부 지압점이 있다. 이곳을 2분 정도 가로 방향 엄지 구부리기로 마사지한다.

화면으로부터 눈 보호하기

컴퓨터 같은 전자기기의 화면을 오랫동안 들여다보며 일한다면 이 마사지를 주기적으로 해 주자. 눈이 피로해지기 전에 하는 것도 좋다.

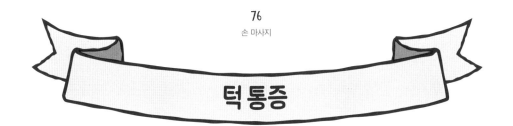

턱 통증

턱이 긴장되어 있거나 통증이 있다면 모든 손가락의 턱 지압점을 마사지해 보자.

특히 엄지를 꼼꼼하게 해야 한다.

턱 한쪽이 더 긴장되어 있거나 불편하다면 해당하는 쪽의 손부터 시작하고,

그중에서도 엄지를 먼저 마사지하자.

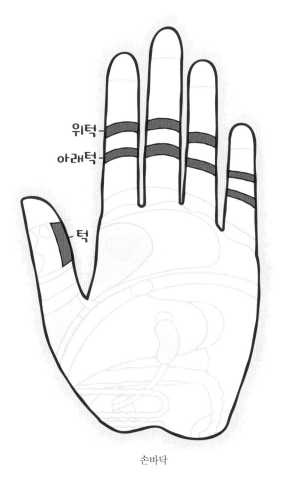

위턱

아래턱

턱

손바닥

① 왼손 손바닥이 천장을 향하게 놓는다. 높은 엄지 구부리기로 엄지 중간 관절을 가로로 마사지한다. 반 정도만 갔다가 손을 떼고 처음 위치로 돌아온다. 이번에는 조금 더 위에서 시작한다. 이런 식으로 엄지 끝에 다다를 때까지 마사지한다. 천천히 몇 분간 반복한다.

② 나머지 네 손가락의 중간 관절과 그 주변을 지압할 차례다. 높은 엄지 구부리기로 중간 관절 바로 윗부분을 지압한다. 아래로 조금 내려와 관절 부위를 2~3번 정도 지압한 뒤 관절 아래를 마사지한다. 이런 식으로 여러 번 반복한 뒤 오른손으로 넘어간다.

턱관절 장애

턱관절은 아래턱과 두개골을 연결하는 관절이다. 턱관절 장애(TMD)는 매우 흔한 질환으로, 딱딱한 음식을 오래 씹거나 턱을 괴는 등의 잘못된 습관만으로도 관절과 근육에 통증을 일으킬 수 있다.

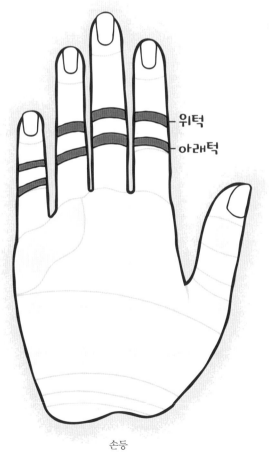

위턱

아래턱

손등

③ 손등을 지압할 차례다. 중간 관절을 손가락 구부리기로 하나씩 마사지한다. 힘을 약하게 하여 관절 윗부분, 관절, 그 아래를 모두 지압한다. 끝나면 오른손으로 넘어간다.

만성 통증

만성 턱 통증이나 턱관절 장애를 앓고 있다면 하루에 몇 번씩, 최소 수 분 이상 꾸준히 마사지하자.

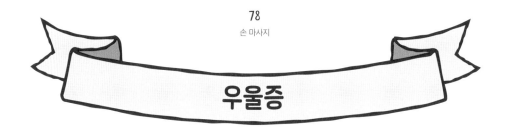

우울증

우울증이 있다면 양손의 해당 부위를 규칙적으로 지압해 주는 것만으로도 전반적인
기분 상승에 도움이 된다. 머리와 뇌하수체는 신체의 화학적 불균형을 조절하는 데 중요한
역할을 하는 장기라서 이 지압점은 좀 더 시간을 들여서 꼼꼼하게 마사지해야 한다.

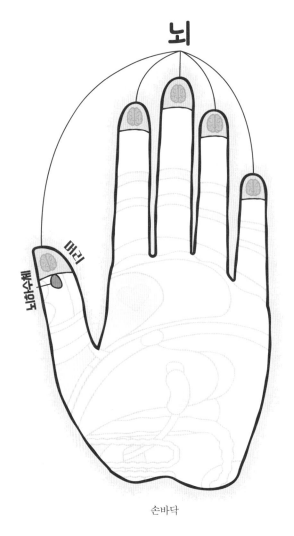

뇌

머리

뇌하수체

손바닥

① 왼손 손바닥이 천장을 향하게 놓는다.
엄지 끝에서 가로로 엄지 구부리기를
하는데, 엄지 중간 관절 위까지 반복한다.
몇 분간 지압한 뒤 오른손으로 넘어간다.

② 양손을 동시에 마사지해 보자.
양손 검지 끝을 뇌하수체 지압점이 있는
엄지 중앙에 올려놓고 1분간 누른 채
돌려 준다.

③ 이번에는 양 엄지 끝으로 검지 끝을
꾹꾹 눌러 준다. 1분간 지압한 뒤 다른
손가락들도 동일하게 마사지한다.

전체 마사지
36~63쪽에서 설명한 '하루 루틴으로
좋은 손 전체 마사지'를 이 단계에서 함
께 해 주면 큰 도움이 된다.

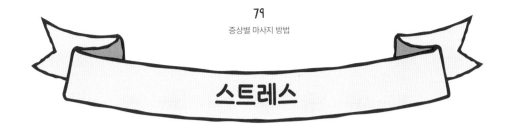

스트레스

만성 스트레스는 부신을 피로하게 하여 피로감과 우울감에서부터 체중 증가까지
다양한 증상을 일으킨다. 부신이 균형 있게 기능하도록 도움을 주면 이런 증상을 완화할 수 있다.
뇌하수체는 부신을 포함한 호르몬 분비샘을 조절하기 때문에 뇌하수체 지압점도
같이 마사지하여 건강을 지켜 보자.

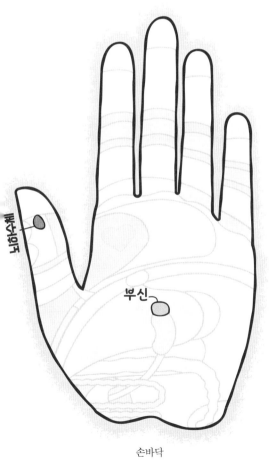

뇌하수체

부신

손바닥

① 양손을 동시에 마사지해 보자.
양손 검지 끝을 뇌하수체 지압점이 있는
엄지 중앙에 올려놓고 몇 분간 누른 채
돌려 준다.

② 왼손 손바닥 중앙에서 살짝 엄지 쪽으로
치우친 부분에 오른손 엄지를
올려놓는다. 부신 지압점이 있는 곳이다.
엄지 방향으로 검지 아래까지 엄지
구부리기를 한다. 몇 분간 넓게 지압한 뒤
오른손으로 넘어간다.

목 통증

목을 다쳤거나 통증으로 움직임이 자유롭지 못하면 일상생활이 불편할 뿐만 아니라
명확한 사고를 방해해 일에도 영향을 미칠 수 있다. 엄지에 있는 경추, 목, 후두부 지압점을
마사지하면 목의 긴장이 풀어져 움직임이 한결 부드러워질 것이다.

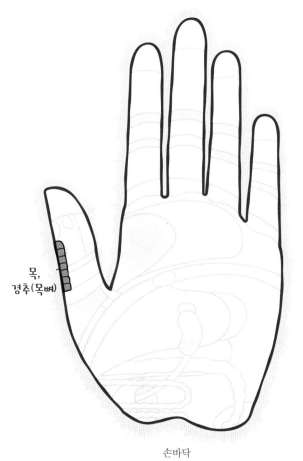

목,
경추(목뼈)

손바닥

① 왼손 손바닥이 천장을 향하게 놓는다.
경추 지압점이 있는 엄지 가장자리에
오른손 엄지를 올려놓는다.
손톱 경계선부터 엄지 중간 관절까지
내려가며 엄지 구부리기를 한다.
오른손 검지, 중지, 약지로 왼손 엄지를
감싸 쥐면 안정감 있게 마사지할 수 있다.
이런 식으로 여러 번 반복한다.

관절염이라면
목 통증의 원인이 관절염이라면 101쪽의 마사지와 함께 진행해 보자.

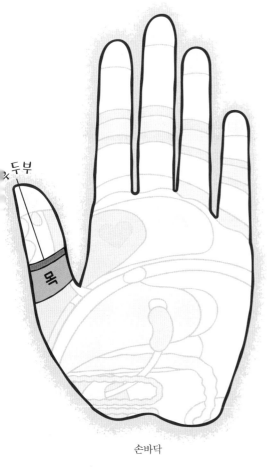

두부

목

손바닥

② 후두부 지압점이 있는 엄지 중간 관절에
   몇 분간 가로로 엄지 구부리기를 해 준다.

③ 엄지 중간 관절 아랫부분을 가로로
   마사지한다. 손가락을 떼고 다시 처음
   위치로 돌아오되, 이번에는 조금 더
   아래로 내려와서 시작한다.
   이런 식으로 엄지가 시작되는 관절까지
   마사지하면 된다.

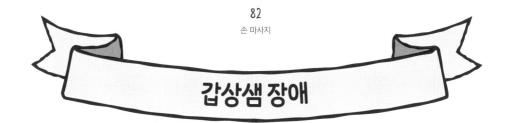

갑상샘 장애

목이 시작되는 부분에 있는 갑상샘은 신진대사에 영향을 주는 호르몬을 생성하는 핵심 기관이다.
이곳이 과하게, 또는 약하게 기능하는 문제는 매우 흔하다. 이때 갑상샘과 뇌하수체 지압점을
마사지하면 호르몬 균형이 조절되어 갑상샘 문제를 해결하는 데 도움이 된다.

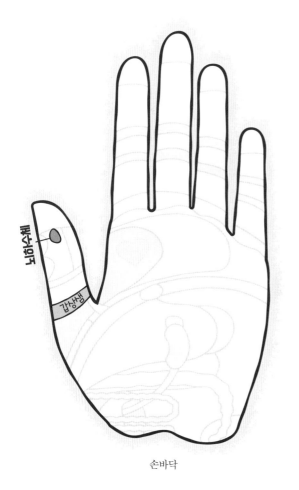

뇌하수체

갑상샘

손바닥

① 양손을 동시에 마사지한다. 양손 검지를 뇌하수체 지압점이 있는 엄지 중앙에 대고 1분간 누른 채 돌려 준다.

② 오른손 엄지를 왼손 엄지가 시작되는 관절 바로 위에 올려놓는다. 갑상샘 지압점이 있는 곳이다. 가로로 여러 번 반복하며 엄지 구부리기를 한다.

스트레스 완화
스트레스는 갑상샘 기능에도 안 좋은 영향을 준다. 79쪽의 마사지도 함께 진행해 보자.

③ 손등을 마사지할 차례다. 오른손 검지를 엄지가 시작되는 관절 위에 올려놓는다. 갑상샘 지압점이 있는 곳이다.
가로로 여러 번 손가락 구부리기를 한다.

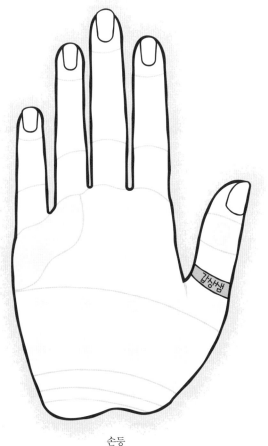

갑상샘

손등

하루 루틴으로 추천
단기간에 해결되는 문제가 아니므로 매일 반복하는 것을 추천한다.

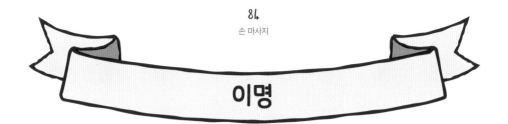

이명

이명은 외부의 소리 자극이 없는데 귀에서 '삐' 또는 벨 소리 등이 울리는 증상을 말한다.
원인은 폭발 정도의 큰 소리, 귀지 막힘, 턱관절 장애, 목 부상 등 다양하지만
원인 불명인 경우도 많다. 증상이 가라앉을 때까지 매일 여러 번에 걸쳐 귀, 경추, 후두부 지압점을
마사지해 보자. 부신 지압점을 추가하면 이명으로 인한 스트레스를 줄일 수 있다.

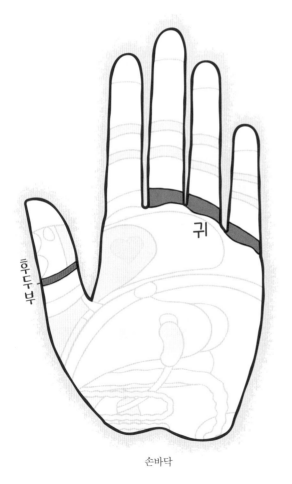

귀

후두부

손바닥

① 왼손 손바닥이 천장을 향하게 놓는다.
소지가 시작되는 곳에 있는 귀 지압점을
엄지 구부리기로 마사지한다. 천천히
2분 정도 지압한 뒤 약지와 중지로
넘어간다.

② 엄지 중간에 있는 관절에는 후두부
지압점이 있다. 이곳에 약 2분 정도
가로로 엄지 구부리기를 해 준다.

턱관절 장애 또는 목 부상

턱관절 장애나 목 부상이 이명의 원인이라면 기본 마사지와 함께 이 질환과 관련된 마사지
(76~77쪽, 80~81쪽)도 함께 진행해 보자.

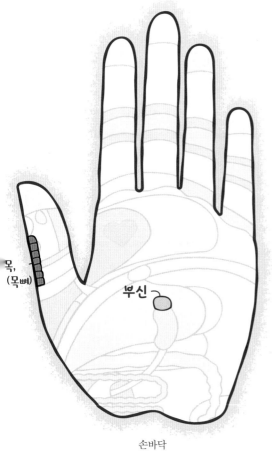

③ 엄지 가장자리에 있는 경추 지압점을
마사지할 차례다. 손톱 경계선에서
시작해서 엄지 중간 관절까지 내려오며
엄지 구부리기를 한다. 오른손 검지, 중지,
약지로 왼손 엄지를 감싸 쥐면 안정감
있게 마사지할 수 있다. 여러 번 반복한다.

④ 손바닥 중앙에서 살짝 엄지 쪽으로
치우친 부분에 오른손 엄지를 올려놓는다.
부신 지압점이 있는 곳이다.
엄지 구부리기로 검지 아래까지
몇 분간 넓게 마사지한다.
끝나면 오른손으로 넘어간다.

목,
(목뼈)

부신

손바닥

귀 감염

내이 감염은 통증이 꽤 심하다. 그리고 귀 먹먹함, 두통, 비틀거림을 동반할 수 있다.
질환이 있는 쪽 손을 마사지하여 증상을 완화해 보자.

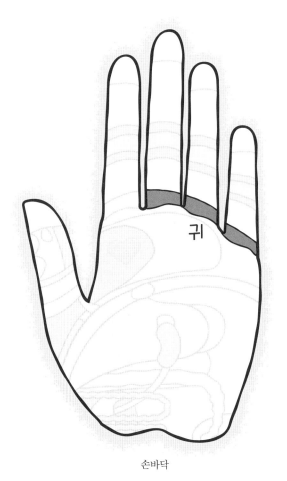

귀

손바닥

① 왼손 손바닥이 천장을 향하게 놓는다.
소지가 시작되는 곳의 귀 지압점을
엄지 구부리기로 천천히, 부드럽게
여러 번 풀어 준다.

② 약지가 시작되는 곳도 2분 정도 동일하게
마사지한다. 끝나면 중지로 넘어간다.

두통 완화
귀 감염으로 인해 두통이 생겼다면
68~69쪽의 마사지와 함께 진행해
보자.

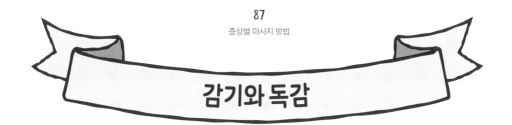

감기와 독감

면역체계가 더 효율적으로 작동하게 만든다면 감기나 독감에 쉽게 걸리지 않고,
걸렸더라도 빠르게 회복하는 데 도움이 될 것이다. 주의할 점은 지압의 세기를 약하게 하여 과도한
해독 작용이 일어나지 않도록 하는 것이다. 엄지에 있는 머리 지압점과 함께 폐와 흉선 지압점,
윗배와 복부 중앙 지압점을 마사지하면 증상이 즉각 완화될 것이다.

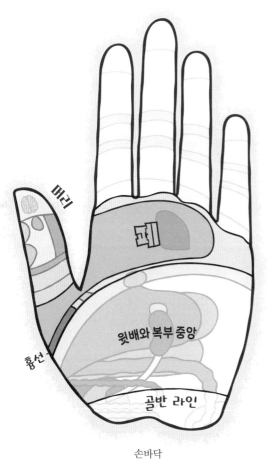

머리

폐

흉선

윗배와 복부 중앙

골반 라인

손바닥

① 왼손 손바닥이 천장을 향하게 놓는다.
왼손 엄지 끝부터 시작해 가로로 엄지
구부리기를 한다. 손가락을 떼고 다시
처음 위치로 돌아오되, 이번에는 조금
아래로 내려와서 시작한다. 엄지가
시작되는 관절까지, 한 손당 2~3분
정도 마사지한다.

② 엄지가 시작되는 관절 전체를
한 손당 2분 정도 마사지한다.

③ 왼손 소지가 시작되는 곳 부근에
오른손 엄지를 대고 검지까지 엄지
구부리기를 한다. 손가락을 떼고 다시
처음 위치로 돌아오되, 이번에는 조금
아래로 내려와서 시작한다. 이런 식으로
골반 라인까지 마사지한다. 5~7분 정도
마사지한 뒤 오른손으로 넘어간다.

피로감

피로가 느껴질 때 엄지에 있는 머리와 목 지압점, 그리고 손바닥에 있는 어깨, 윗배, 복부 중앙 지압점을 마사지하면 일시적으로 긴장이 풀리는 효과를 볼 수 있다. 또한 신체를 전반적으로 이완시키는 데 도움이 된다. 피로가 풀릴 때까지 양손을 지압해 보자.

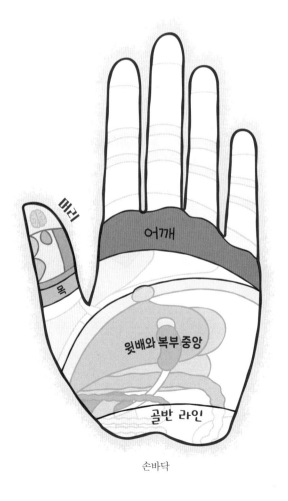

손바닥

① 왼손 손바닥이 천장을 향하게 놓는다. 왼손 엄지 끝부터 가로로 엄지 구부리기를 한다. 손가락을 떼고 다시 처음 위치로 돌아오되, 이번에는 조금 아래로 내려와서 한다. 이런 식으로 엄지가 시작되는 관절까지 마사지한다. 2분 정도 반복한다.

② 소지가 시작되는 관절에 오른손 엄지를 올려놓는다. 검지 아래까지 엄지 구부리기를 한다. 손가락을 떼고 다시 처음 위치로 돌아오되, 이번에는 조금 아래로 내려와서 시작한다. 이런 식으로 골반 라인까지 반복한 뒤 끝나면 오른손으로 넘어간다.

고혈압

고혈압이 있는 경우 신체 전반을 지압해야 하고 특히 심장 지압점을 꼼꼼하게 마사지하는
것이 좋다. 명치 지압점도 추가하면 좋은데, 여기를 한동안 지그시 누르고 있으면 명치에서
가슴과 윗배까지 이어진 신경을 푸는 데 도움이 될 것이다.
왼손부터 시작한다.

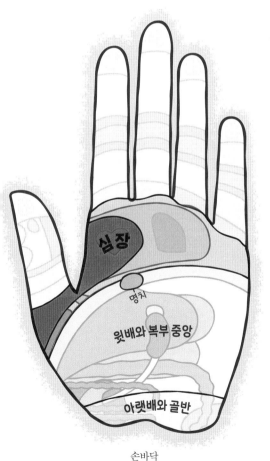

손바닥

① 왼손 손바닥이 천장을 향하게 놓는다. 검
지와 중지 사이에서 내려온 명치 지압점에
오른손 엄지를 올려놓는다. 2분 정도 누르
고 있자.

② 오른손 엄지를 왼손 소지가 시작되는
관절에 올려놓는다. 반대쪽 가장자리까지
엄지 구부리기를 한다. 손가락을 떼고
다시 처음 위치로 돌아오되, 이번에는
조금 더 아래로 내려와서 시작한다.
이런 식으로 손목까지 마사지하고 엄지가
시작되는 관절 부위도 함께 지압한다.

③ 엄지가 시작되는 관절 부위를 세로로
엄지 구부리기 하고 가로로도 해 준다.
몇 분간 반복한 뒤 오른손으로 넘어간다.

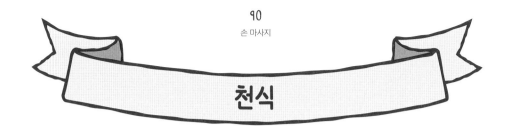

천식

호흡 곤란을 일으키는 천식은 당사자뿐만 아니라 주변인에게도 당혹감과 공포감을 줄 수 있다.
증상이 나타날 때 무엇보다 폐와 기관지가 편하게 이완되도록 하는 것이 중요하다.
손등의 긴 뼈 사이 움푹 들어간 곳과 손바닥에 있는 폐 지압점을 마사지하고,
부신 지압점도 추가하면 기도를 넓히는 데 도움이 된다.
호흡이 편안해질 때까지 마사지를 계속하자.

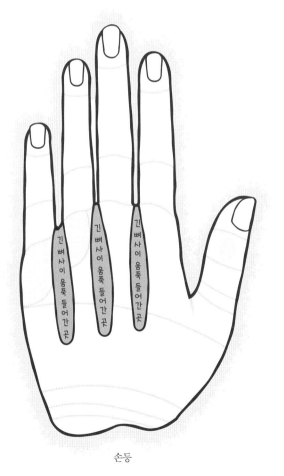

손등

① 왼손 손등이 천장을 향하게 놓는다.
오른손 검지를 왼손 약지와 소지 사이에
서 내려와 움푹 들어간 곳에 올려놓는다.
아래로 내려오며 손가락 구부리기를 한다.
지압의 세기는 일정하게 유지하고
부드럽게 누른다. 손등의 절반까지
지압한 뒤, 중지와 약지 사이, 검지와
중지 사이도 동일하게 마사지한다.

② 오른손 검지, 중지, 약지를 붙여
손끝 부분을 왼손 약지와 소지 사이에서
내려와 움푹 들어간 곳에 올려놓는다.
오른손 엄지는 손바닥을 받친다.
부드럽게 누른 후 손가락 방향으로
민 뒤 다시 손목 쪽으로 밀어 준다.
피부만 문지르지 않도록 하고 세기는
일정하게 유지한다. 나머지 긴 뼈 사이도
동일하게 마사지한다.

③ 각 지압점마다 ①과 ②단계를 2~3번
반복한다. 끝나면 오른손으로 넘어간다.

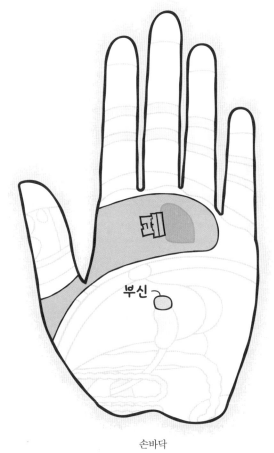

손바닥

④ 왼손 손바닥이 천장을 향하게 놓는다. 소지가 시작되는 관절에 오른손 엄지를 올려놓는다. 검지 아래까지 엄지 구부리기를 한다. 손가락을 떼고 다시 처음 위치로 돌아오되, 이번에는 조금 아래로 내려와서 시작한다. 이런 식으로 관절 부위 전체를 마사지한다.

⑤ 엄지가 시작되는 관절에 오른손 엄지를 올려놓는다. 엄지 구부리기로 관절 전체를 마사지한다.

⑥ 손바닥 중앙에서 살짝 엄지 쪽으로 치우친 부분에 오른손 엄지를 올려놓는다. 부신 지압점이 있는 곳이다. 엄지 방향으로 엄지 구부리기를 하며 검지 아래에서 마무리한다. 몇 분간 넓게 마사지한 뒤 오른손으로 넘어간다.

기관지염

기침, 가슴 답답함, 호흡 곤란 같은 기관지염 증상은 집중력을 떨어뜨리고
일상생활을 불편하게 만든다. 이때 폐 지압과 염증을 완화하는 부신 마사지도 잊지 말자.

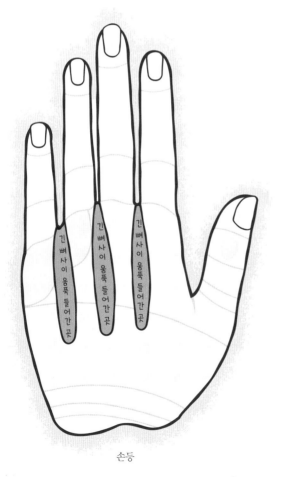

긴 뼈 사이 움푹 들어간 곳

긴 뼈 사이 움푹 들어간 곳

긴 뼈 사이 움푹 들어간 곳

손등

① 왼손 손등이 천장을 향하게 놓는다.
오른손 검지, 중지, 약지를 붙여 손끝
부분을 왼손 약지와 소지 사이에서
내려와 움푹 들어간 곳에 올려놓는다.
오른손 엄지는 손바닥을 받친다.
부드럽게 누른 뒤 손가락 방향으로
민 뒤 다시 손목 쪽으로 밀어 준다.
피부만 문지르지 않도록 하고 세기도
일정하게 유지한다. 나머지 긴 뼈 사이도
마사지한다. 각각 2~3번씩 반복한 뒤
오른손으로 넘어간다.

압통 부위를 지압할 때는
밀기 기술로 긴 뼈 사이를 마사지할
때 통증이 너무 심하다면 우선 몇 분
간 누른 채 유지하는 동작부터 시작
해 보자. 압통이 어느 정도 사라지면
다시 밀기 기술로 돌아오면 된다.

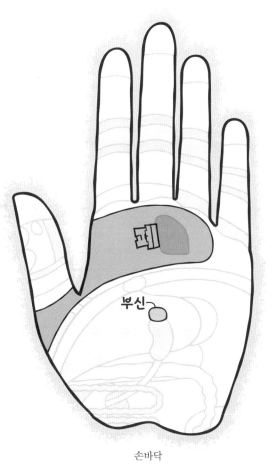

폐

부신

손바닥

② 왼손 손바닥이 천장을 향하게 놓는다. 소지가 시작되는 관절에 오른손 엄지를 올려놓는다. 검지 아래까지 엄지 구부리기를 한다. 손가락을 떼고 다시 처음 위치로 돌아오되, 이번에는 조금 아래로 내려와서 시작한다. 이런 식으로 관절 부위 전체를 마사지한다.

③ 엄지가 시작되는 관절에 오른손 엄지를 올려놓는다. 엄지 관절 전체를 마사지할 때까지 몇 분간 엄지 구부리기를 한다.

④ 손바닥 중앙에서 살짝 엄지 쪽으로 치우친 부분에 오른손 엄지를 올려놓는다. 부신 지압점이 있는 곳이다. 엄지 방향으로 엄지 구부리기를 하며 검지 아래까지 반복한다. 몇 분간 넓게 마사지한 뒤 오른손으로 넘어간다.

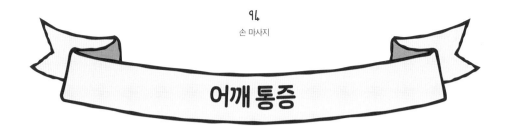

어깨 통증

어깨 관절은 신체 관절 중 운동성이 가장 크다. 이곳을 움직일 때 불편한 느낌이 든다면
이는 관절의 문제일 수도 있고 관절을 지지하는 근육이나 힘줄, 인대 같은 구조물의 문제일 수 있다.
원인은 외상, 염좌, 긴장, 과도한 사용, 혹은 너무 사용하지 않아서일 수도 있다.
이곳을 풀어 주려면 통증이 있는 쪽에 해당하는 손을 먼저 지압하면 된다.

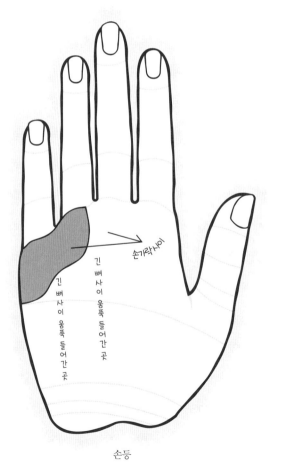

손가락 사이

긴 뼈 사이 움푹 들어간 곳

긴 뼈 사이 움푹 들어간 곳

손등

① 왼손 손등이 천장을 향하게 놓는다.
오른손 검지, 중지, 약지를 붙여 손끝
부분을 왼손의 약지와 소지 사이에서
내려와 움푹 들어간 곳에 올려놓는다.
오른손 엄지는 맞은편을 받친다.
부드럽게 누르고 몇 분간, 또는 어깨
통증이 줄어들 때까지 그대로 유지한다.
끝나면 중지와 약지 사이 아래도 동일하게
지압한다.

② 어깨 위쪽 근육에 통증이 더 심하다면
손가락 사이를 지압해 보자.
오른손 엄지와 검지 끝으로 왼손
검지와 중지 사이를 양쪽으로 잡는다.
부드럽게 눌렀다 뗀다. 속도는 빠르지 않게
유지하고 약간의 시간차를 두고 1분간
반복한다. 끝나면 중지와 약지 사이,
약지와 소지 사이도 동일하게 마사지한다.

관절염이라면

어깨 통증의 원인이 관절염이라면 101쪽의 마사지와 함께 진행해 보자.

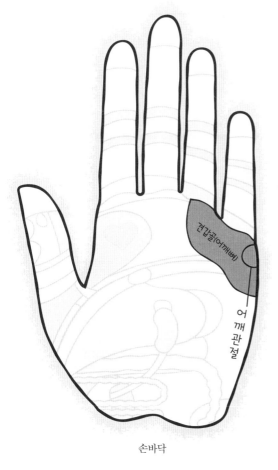

손바닥

③ 왼손 손바닥이 천장을 향하게 놓는다.
소지와 약지가 시작되는 관절을 가로로
엄지 구부리기 해 준다. 손바닥 가장자리에서
시작해 중지 방향으로 지압하며
관절 부위를 전부 마사지한다. 끝나면
밑에서부터 손가락 방향으로 올라가며
세로로 할 수도 있다.

④ 어깨 관절이나 삼각근에 통증이 있다면
소지가 시작되는 관절과 그 주변을
지압하면 된다. 손바닥과 측면을 엄지
구부리기로 마사지한다. 가로세로
방향으로 몇 분간 마사지해 주자.

딸꾹질

딸꾹질은 횡격막의 경련성 반응 때문에 숨이 방해를 받아 생긴다.

횡격막은 가슴과 배를 구분하는 곳에 있는 큰 근육이다. 한동안 횡격막 지압점을 마사지하면

근육이 풀려 딸꾹질을 빠르게 가라앉히는 데 도움이 된다.

딸꾹질이 멈출 때까지 양손 모두 지압한다.

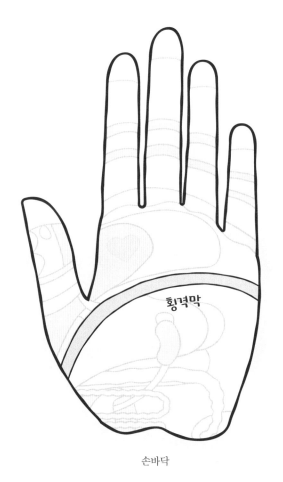

손바닥

① 왼손 손바닥이 천장을 향하게 놓는다. 소지가 시작되는 관절 바로 아래에 엄지를 올려놓는다. 반대쪽 가장자리까지 엄지 구부리기를 한다. 횡격막 지압점을 넓게 여러 번 천천히 마사지해 주고 끝나면 오른손으로 넘어간다.

횡격막

위산 역류

위산이 역류하면 목구멍과 식도를 자극해 불쾌한 증상이 나타날 수 있다.
또한 위산 역류가 잦으면 식도염이 생기기도 한다.
이런 증상을 완화하고 싶다면 목구멍, 횡격막, 위, 식도, 명치 지압점을 마사지하자.
왼손부터 시작하면 된다.

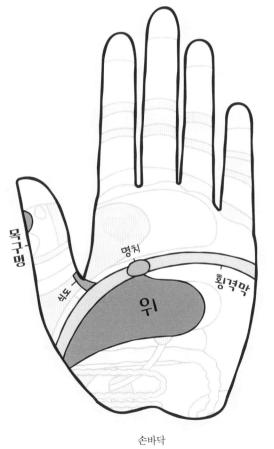

손바닥

① 왼손 손바닥이 천장을 향하게 놓는다.
엄지가 시작되는 관절에 오른손 엄지를
올려놓는다. 식도 지압점이 있는 곳이다.
가로로 엄지 구부리기를 한 뒤 손가락을
떼고 다시 처음 위치로 돌아온다.
이번에는 조금 아래로 내려와서 시작한다.
이런 식으로 엄지 관절 전체와 그 아래의
손바닥 중앙 부분도 마사지한다.

② 검지와 중지 사이에서 내려와 명치
지압점에 오른손 엄지를 올려놓는다.
1분간 지그시 누른 뒤 엄지 쪽으로
이동하며 마사지한다. 이런 식으로 엄지,
검지, 중지 아래의 손바닥 중앙의
윗부분을 모두 지압한다.

③ 손등 쪽 엄지를 마사지 할 차례다.
손톱 근처에는 목구멍 지압점이 있다.
지압점이 작으니 높은 엄지 구부리기로
여러 번 마사지하자.
끝나면 오른손으로 넘어간다.

불안감

불안감이 심해지면 심장박동이 빨라지고 숨이 가쁘며 식은땀이 나고 피로감이 밀려온다.
이때 횡격막을 풀어 주면 호흡에 도움이 되고, 명치를 풀어 주면 가슴과 윗배를 이완하는 데 좋다.
이 마사지를 지속적으로 해 주면 부신 기능이 좋아져 아드레날린이 과도하게 분비되지 않도록
호르몬 분비를 조절해 주어 스트레스를 받는 상황에서도 안정을 찾는 데 도움이 될 것이다.

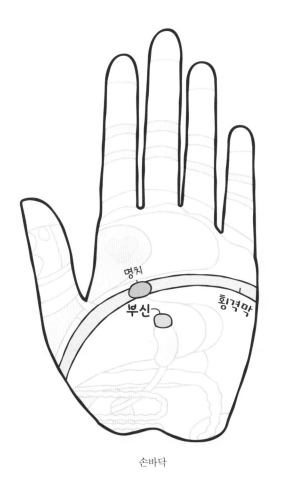

손바닥

① 왼손 손바닥이 천장을 향하게 놓는다.
소지가 시작되는 관절 바로 아래에
오른손 엄지를 올려놓는다. 반대쪽
가장자리까지 엄지 구부리기를 한다.
2~3번 정도 천천히 반복한다.

② 검지와 중지 사이로 내려와 명치 지압점에
오른손 엄지를 올려놓는다. 몇 분간
누르고 있자.

③ 손바닥 중앙에서 살짝 엄지 쪽으로
치우친 부분에 오른손 엄지를 올려놓는다.
부신 지압점이 있는 곳이다. 엄지
방향으로 검지 아래까지 엄지 구부리기를
한다. 몇 분간 넓게 마사지한 뒤
오른손으로 넘어간다.

염증

염증은 상처를 치유하거나 감염과 싸울 때 일어나는 자연스러운 신체 반응이다.
하지만 그 정도가 심하거나 만성이 되면 몸은 지속적인 경고를 받는 상태가 된다.
부신은 천연 항염증 호르몬을 생성하기 때문에 부신 지압점을 광범위하게 마사지하면
염증을 줄이는 데 도움이 된다.
한 손당 최소 5분 이상 진행하고 하루에도 여러 번 반복하자.

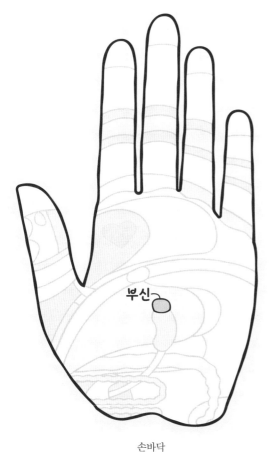

손바닥

① 왼손 손바닥이 천장을 향하게 놓는다.
손바닥 중앙에서 살짝 엄지 쪽으로
치우친 부분에 오른손 엄지를 올려놓는다.
부신 지압점이 있는 곳이다. 엄지 방향으로
검지 아래까지 엄지 구부리기를 한다.
몇 분간 이 부위를 넓게 마사지한 뒤
오른손으로 넘어간다.

부신

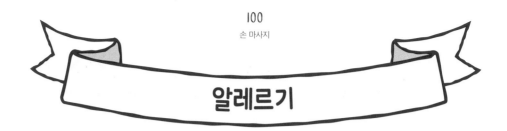

알레르기

알레르기는 이물질에 대한 면역 반응이다. 증상은 기도, 부비강, 피부,
소화기관에서 나타날 수 있다. 이를 완화하려면 간 지압점을 마사지해야 한다.
간은 혈액에 쌓인 화학물질과 독소를 청소해 주기 때문에 알레르기 반응에도 영향을 줄 수 있다.
간 지압점이 큰 오른손부터 마사지하고, 하루에 여러 번 반복한다.
알레르기가 심할 경우 즉시 병원에 가는 것이 좋다.

① 오른손 손바닥이 천장을 향하게 놓는다.
왼손 엄지를 오른손 소지가 시작되는
관절 바로 아래에 올려놓는다.
가로로 엄지 구부리기를 한다. 손가락을
떼고 다시 처음 위치로 돌아오되,
이번에는 조금 아래로 내려와서 시작한다.
이런 식으로 간 지압점이 있는 손바닥
중앙 전체를 마사지한다.

② 왼손 간 지압점도 넓게 마사지한다.
몇 분간 양손을 모두 지압한다.

③ 부비강에 증상이 나타난다면
엄지를 제외한 네 손가락을
지압한다. 검지 손끝에서
부터 아래로 내려오며
엄지 구부리기를 하고
나머지 손가락도 마저
한다. 손가락 양옆과
뒤쪽도 동일하게 마사지
한다. 한 손가락 당 최소
2~3번은 반복해 주자.

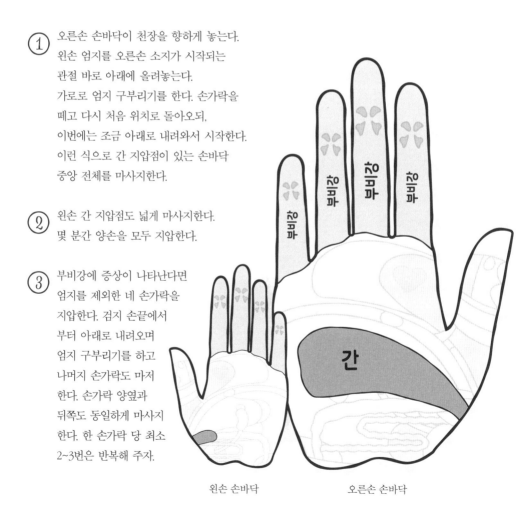

왼손 손바닥   오른손 손바닥

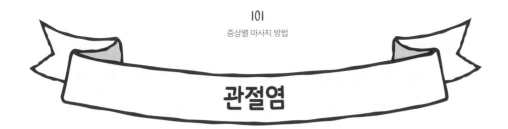
관절염

관절염은 하나 이상의 관절에 염증이 생기는 질환이다. 어느 부위든 관절염이 있다면
간과 부신 지압점을 마사지하자. 간은 해독에 중요한 역할을 하고 부신은 염증 감소에 도움을 준다.
관절염으로 인한 특정한 통증과 경직에는 해당하는 쪽 손을 마사지한다.
간 지압점이 큰 오른손부터 시작한다.

① 오른손 손바닥이 천장을 향하게 놓는다.
왼손 엄지를 오른손 소지가 시작하는
곳의 관절 바로 아래에 올려놓는다.
가로로 엄지 구부리기를 한다. 손가락을
떼고 다시 처음 위치로 돌아오되,
이번에는 조금 아래로 내려와서 시작한다.
이런 식으로 손바닥 중앙 전체를 마사지한다.

② 부신 지압점을 신경 써서 마사지해야
한다. 먼저 오른손 손바닥 중앙에서
살짝 엄지 쪽으로 치우친 부분에
왼손 엄지를 올려놓는다.
최소 1분 이상 누르고 돌려 준다.
끝나면 왼손으로 넘어간다.

부드럽게 마사지
손의 관절염 부위를
지압할 때는 너무 세
게 힘을 주어 하면
안 된다.

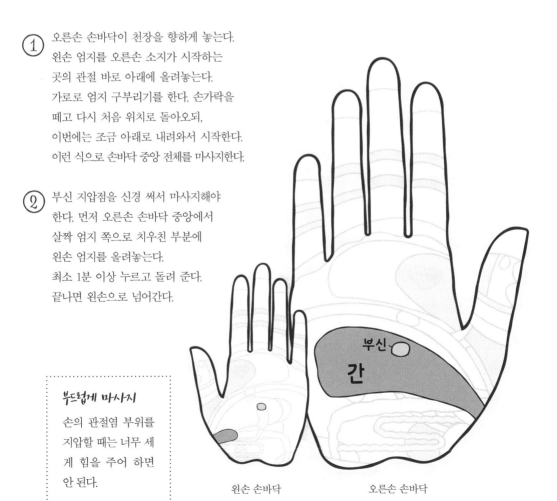

부신

간

왼손 손바닥　　　　　　오른손 손바닥

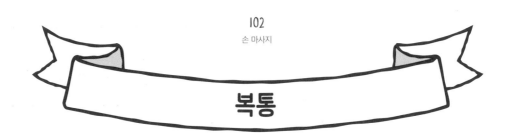

복통

윗배의 통증은 가스가 차거나 장염에 걸리는 등 여러 가지 원인으로 유발된다.
이때 위, 횡격막, 명치 지압점을 마사지하면 통증 완화에 좋다.
위 지압점이 더 큰 왼손부터 마사지한다. 위경련이 지속되면 병원에 가 보도록 하자.

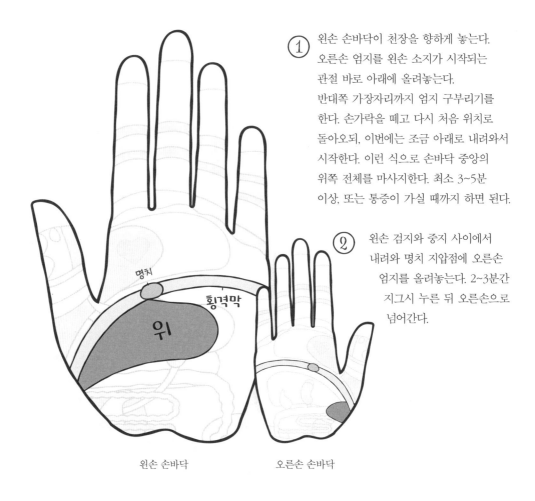

① 왼손 손바닥이 천장을 향하게 놓는다.
오른손 엄지를 왼손 소지가 시작되는
관절 바로 아래에 올려놓는다.
반대쪽 가장자리까지 엄지 구부리기를
한다. 손가락을 떼고 다시 처음 위치로
돌아오되, 이번에는 조금 아래로 내려와서
시작한다. 이런 식으로 손바닥 중앙의
위쪽 전체를 마사지한다. 최소 3~5분
이상, 또는 통증이 가실 때까지 하면 된다.

② 왼손 검지와 중지 사이에서
내려와 명치 지압점에 오른손
엄지를 올려놓는다. 2~3분간
지그시 누른 뒤 오른손으로
넘어간다.

명치

횡격막

위

왼손 손바닥   오른손 손바닥

위염

위염은 위장 점막에 염증이 생기는 질환으로 염증 정도에 따라 통증이 심할 수 있다.
위 지압점을 광범위하게 마사지하면 통증과 복부 팽만감에 도움이 되고,
부신을 지압하면 염증 완화에 좋다. 위 지압점이 큰 왼손부터 시작한다.

① 왼손 손바닥이 천장을 향하게 놓는다.
소지가 시작되는 관절 바로 아래에
오른손 엄지를 올려놓는다.
반대쪽 가장자리까지 엄지 구부리기를
한다. 손가락을 떼고 다시 처음 위치로
돌아오되, 이번에는 조금 아래로
내려와서 시작한다. 이런 식으로
손바닥 중앙 위쪽을 전체 마사지한다.
최소 5~10분 이상 반복한 뒤
오른손으로 넘어간다.

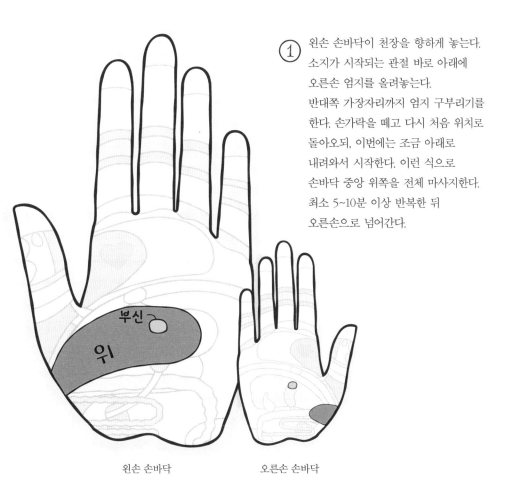

부신

위

왼손 손바닥   오른손 손바닥

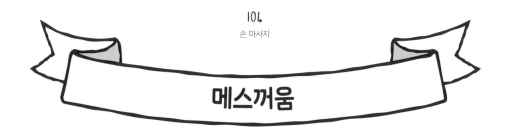

메스꺼움

모든 종류의 메스꺼운 증상은 불쾌감을 유발한다. 이럴 때 위와 명치 지압점을 눌러서 빠르게
증상을 해결해 보자. 횡격막과 위 지압점을 마사지할 때는 힘을 빼고 천천히 하는 것이 좋다.
위 지압점이 큰 왼손부터 마사지하면 증상을 빠르게 완화하는 데 도움이 될 것이다.

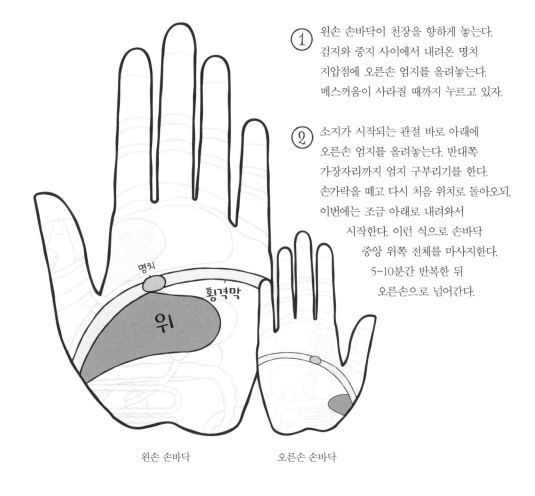

① 왼손 손바닥이 천장을 향하게 놓는다.
검지와 중지 사이에서 내려온 명치
지압점에 오른손 엄지를 올려놓는다.
메스꺼움이 사라질 때까지 누르고 있자.

② 소지가 시작되는 관절 바로 아래에
오른손 엄지를 올려놓는다. 반대쪽
가장자리까지 엄지 구부리기를 한다.
손가락을 떼고 다시 처음 위치로 돌아오되,
이번에는 조금 아래로 내려와서
시작한다. 이런 식으로 손바닥
중앙 위쪽 전체를 마사지한다.
5~10분간 반복한 뒤
오른손으로 넘어간다.

왼손 손바닥   오른손 손바닥

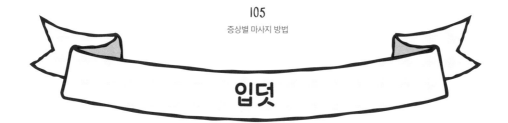
입덧

임신 초기에 주로 나타나는 첫 번째 증상인 메스꺼움과 헛구역질은 많은 여성들을 힘들게 한다. 임신 초기에는 지압을 적극적으로 하는 것을 추천하지 않으나, 명치 지압점을 잠깐 누르는 정도는 괜찮다. 호르몬 균형에 도움을 주려면 뇌하수체 지압점을 눌러 주는 것 역시 좋다.

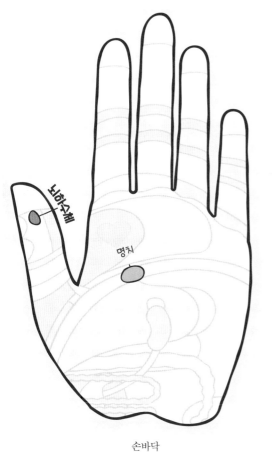

뇌하수체

명치

손바닥

① 왼손 손바닥이 천장을 향하게 놓는다. 검지와 중지 사이에서 내려온 명치 지압점이 있는 손바닥 중앙에 오른손 엄지를 올려놓는다. 절대 손가락을 움직여 지압하지 말고 메스꺼운 증상이 사라질 때까지 부드럽게 누르고 있자. 끝나면 오른손으로 넘어간다.

② 양손을 동시에 지압한다. 양손 검지 끝을 뇌하수체 지압점이 있는 엄지 중앙에 올려놓는다. 최소 1분간 누른다.

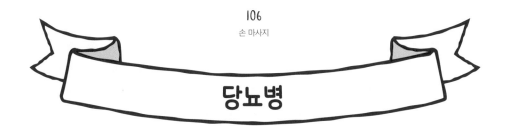
당뇨병

당뇨병은 췌장이 인슐린을 충분히 생성하지 못하거나 정상적인 기능이 이루어지지 않아 생기는 대사 질환이다. 췌장 기능이 효율적으로 작동하도록 도우면 혈당을 낮추는 호르몬인 인슐린 생성이 활발해질 수 있다. 또한 다른 여러 호르몬 분비샘의 활동을 조절하는 뇌하수체의 적절한 작동도 중요하니 이곳도 포함해서 마사지해 보자.
왼손을 먼저 지압한다.

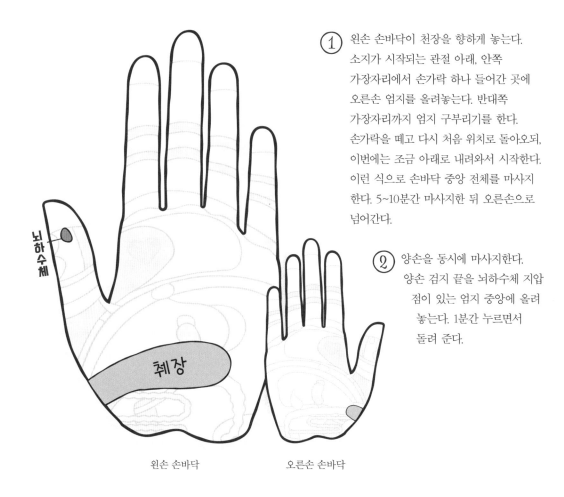

① 왼손 손바닥이 천장을 향하게 놓는다. 소지가 시작되는 관절 아래, 안쪽 가장자리에서 손가락 하나 들어간 곳에 오른손 엄지를 올려놓는다. 반대쪽 가장자리까지 엄지 구부리기를 한다. 손가락을 떼고 다시 처음 위치로 돌아오되, 이번에는 조금 아래로 내려와서 시작한다. 이런 식으로 손바닥 중앙 전체를 마사지한다. 5~10분간 마사지한 뒤 오른손으로 넘어간다.

② 양손을 동시에 마사지한다. 양손 검지 끝을 뇌하수체 지압 점이 있는 엄지 중앙에 올려 놓는다. 1분간 누르면서 돌려 준다.

뇌하수체

췌장

왼손 손바닥   오른손 손바닥

신장 결석

신장 결석은 미네랄과 산성염의 찌꺼기가 굳어서 생긴 작은 퇴적물이
신장, 요관, 방광에 끼면서 발생하는 질환으로, 대개 극심한 통증을 유발한다.
결석이 한쪽에 있다면 해당하는 손을 먼저 지압한다. 결석이 소변을 통해 빠져나갈 때까지
하루에도 여러 번 마사지하도록 하자.

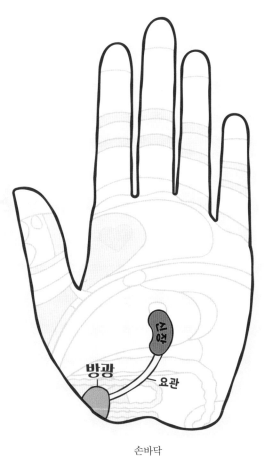

손바닥

① 왼손 손바닥이 천장을 향하게 놓는다.
중지가 시작되는 관절 아래에 오른손
엄지를 올려놓는다. 엄지 방향으로
가장자리까지 엄지 구부리기를 한다.
손가락을 떼고 다시 처음 위치로 돌아오되,
이번에는 조금 아래로 내려와서 시작한다.
이런 식으로 손목까지 반복한다.

② 신장 지압점을 추가로 마사지한다.
손바닥 중앙에서 살짝 엄지 쪽으로
치우친 부분에 오른손 엄지를 올려놓는다.
부신 지압점 바로 아래다.
약 1분간 누르고 돌려 준다. 5~10분 정도
마사지한 뒤 왼손으로 넘어간다.

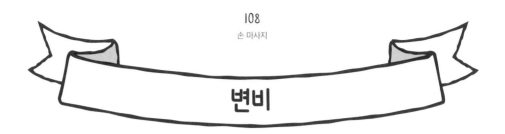

변비

변비가 있다는 것은 소화기관이 제대로 작동하지 않는다는 의미다.
이때 위, 소장, 대장 지압점을 마사지해 보자. 지방을 분해하는 담즙을 생성하고 저장하는
쓸개와 간 지압점도 추가한다.
한 손당 5~10분간, 하루에도 여러 번 마사지한다.

① 왼손 손바닥이 천장을 향하게 놓는다.
소지가 시작되는 관절 아래에 오른손
엄지를 올려놓는다. 엄지 방향으로
손바닥 가장자리까지 엄지 구부리기를
한다. 손가락을 떼고 다시 처음 위치로
돌아오되, 이번에는 조금 아래로 내려와서
시작한다. 이런 식으로 손바닥 중앙과
아랫부분을 모두 마사지한다.

② 세로로 마사지할 차례다. 소지 아래,
손목 바로 위에서 시작한다.
소지가 시작되는 관절까지
올라가며 엄지 구부리기를
한다. 손가락을 떼고 다시
처음 위치로 돌아오되,
이번에는 엄지 쪽으로
조금 이동해서 시작한다.
이런 식으로 손바닥 중앙과
아랫부분을 모두 마사지한다.
끝나면 오른손으로 넘어간다.

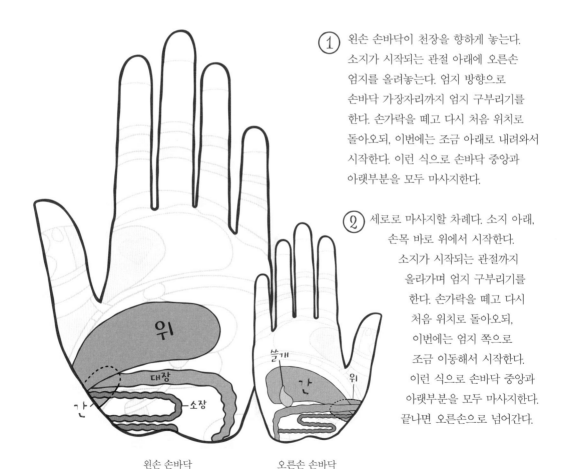

왼손 손바닥   오른손 손바닥

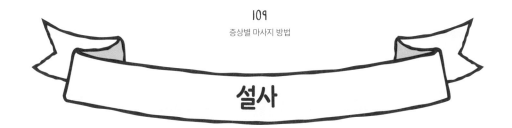

설사

잦은 설사로 불편을 겪는다면 양손의 손바닥 중앙과 아랫부분에 있는 대장 지압점을
마사지해 보자. 물을 충분히 마시는 것 역시 중요하다.
한 손당 5~10분간 마사지한다.

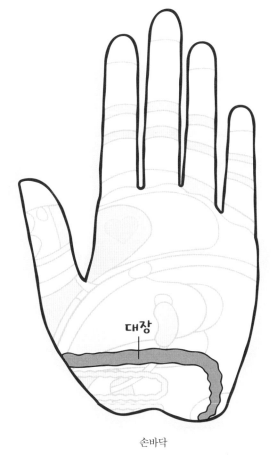

손바닥

대장

① 왼손 손바닥이 천장을 향하게 놓는다.
소지 아래, 손목 바로 위에 오른손 엄지를
올려놓는다. 소지가 시작되는 관절까지
엄지 구부리기로 올라간다. 손가락을
떼고 다시 처음 위치로 돌아오되,
이번에는 살짝 엄지 쪽으로 이동해서
시작한다. 이런 식으로 손바닥 중앙과
아랫부분을 모두 마사지한다.

② 가로로 마사지할 차례다. 소지가 시작되는
관절 바로 아래에 엄지를 대고 반대쪽
가장자리까지 엄지 구부리기를 한다.
손가락을 떼고 다시 처음 위치로 돌아오되,
이번에는 조금 아래로 내려와서 시작한다.
이런 식으로 손바닥 중앙과 아랫부분을
모두 마사지한다. 끝나면 오른손으로
넘어간다.

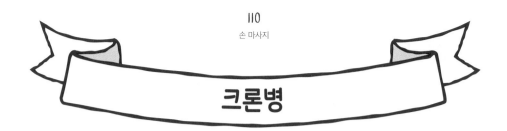

크론병

크론병은 만성 염증성 장질환으로 자가면역질환으로 분류된다. 입에서 항문까지 소화기관 전체에
영향을 줘서 복통, 설사, 식후 불쾌한 포만감 같은 다양한 증상을 유발할 수 있다.
소장과 대장 지압점은 부드럽게 마사지하고, 항상 그렇듯 신체에 염증이 있다면
부신 지압점도 포함해서 지압해 주는 것이 좋다. 한 손당 5~10분간 지압한다.

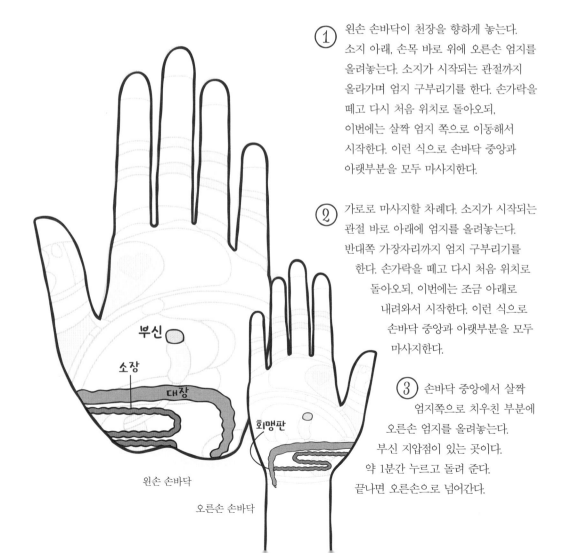

① 왼손 손바닥이 천장을 향하게 놓는다.
소지 아래, 손목 바로 위에 오른손 엄지를
올려놓는다. 소지가 시작되는 관절까지
올라가며 엄지 구부리기를 한다. 손가락을
떼고 다시 처음 위치로 돌아오되,
이번에는 살짝 엄지 쪽으로 이동해서
시작한다. 이런 식으로 손바닥 중앙과
아랫부분을 모두 마사지한다.

② 가로로 마사지할 차례다. 소지가 시작되는
관절 바로 아래에 엄지를 올려놓는다.
반대쪽 가장자리까지 엄지 구부리기를
한다. 손가락을 떼고 다시 처음 위치로
돌아오되, 이번에는 조금 아래로
내려와서 시작한다. 이런 식으로
손바닥 중앙과 아랫부분을 모두
마사지한다.

③ 손바닥 중앙에서 살짝
엄지쪽으로 치우친 부분에
오른손 엄지를 올려놓는다.
부신 지압점이 있는 곳이다.
약 1분간 누르고 돌려 준다.
끝나면 오른손으로 넘어간다.

부신

소장

대장

회맹판

왼손 손바닥

오른손 손바닥

과민성 대장증후군

과민성 대장증후군(IBS)은 메스꺼움, 복부 팽만, 위경련, 설사, 변비 같은 증상이 나타나는
장 질환이다. 증상을 완화하려면 소화기관이 있는 손바닥 중앙 전체와
아랫부분을 마사지해야 한다. 한 손당 5~10분간 반복한다.

① 왼손 손바닥이 천장을 향하게 놓는다.
소지가 시작되는 관절 아래에 엄지를
올려놓는다. 반대쪽 가장자리까지 엄지
구부리기를 한다. 손가락을 떼고 다시
처음 위치로 돌아오되, 이번에는 조금
아래로 내려와서 시작한다. 이런 식으로
손바닥 중앙과 아랫부분을 모두
마사지한다.

② 세로로 마사지할 차례다. 소지 아래,
손목 바로 위에 엄지를 올려놓는다.
소지가 시작되는 관절까지 엄지
구부리기로 올라간다. 손가락을
떼고 다시 처음 위치로
돌아오되, 이번에는 엄지
쪽으로 살짝 이동해서
시작한다. 이런 식으로
손바닥 중앙과 아랫부분을
모두 마사지한다. 끝나면
오른손으로 넘어간다.

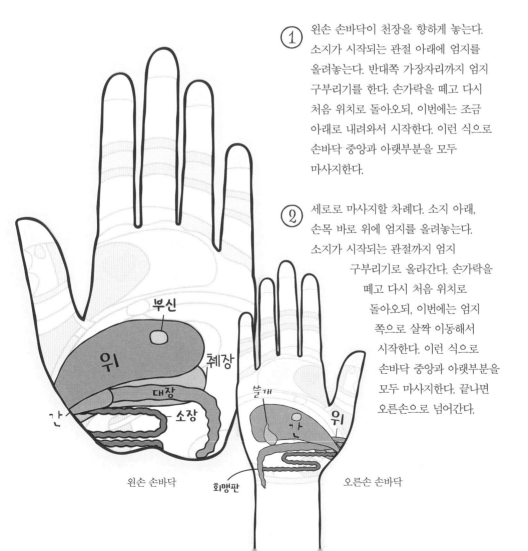

부신

위

췌장

대장

쓸개

위

간

소장

간

왼손 손바닥

회맹판

오른손 손바닥

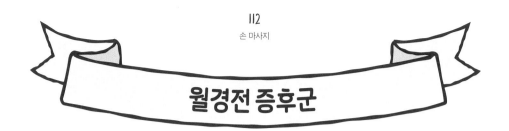

월경전 증후군

월경전 증후군(PMS)은 보통 월경이 시작되기 일주일 정도 전에 시작된다.
증상이 다양하고 일부는 정도가 심해서 일상생활을 방해받기도 한다. 월경과 관련된 불편함을
해결하려면 자궁과 난소 지압점을 마사지한다. 여기에 뇌하수체 지압점도 포함하면
호르몬 균형에 도움이 될 것이다.

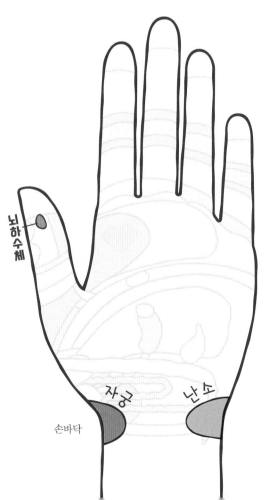

① 왼손 손바닥이 천장을 향하게 놓는다.
엄지 가장자리를 따라 내려와 손목 바로
위에 오른손 엄지를 올려놓는다. 자궁
지압점이 있는 곳이다. 올라가면서 여러 번
엄지 구부리기를 한다. 손목 근처를 많이
벗어나지는 않도록 하자. 몇 분간 반복한
뒤 오른손으로 넘어간다.

② ①의 반대쪽 가장자리, 손목 바로 위에
오른손 엄지를 올려놓는다. 난소 지압점이
있는 곳이다. 엄지 구부리기를 하며
여러 번 올라간다. 손목 근처를 많이
벗어나지 않도록 하자. 몇 분간 반복한 뒤
오른손으로 넘어간다.

③ 양손을 동시에 마사지할 차례다. 양손 검지
끝을 뇌하수체 지압점이 있는 엄지 중앙에
올려놓는다. 1분간 누르고 돌려 준다.

생리통

생리통이 있을 때 자궁 지압점을 한
동안 누르고 있으면 통증 완화에 도
움이 된다.

요로감염증

요로감염은 배뇨 시 작열감과 통증이 매우 심할 수 있다.
이를 완화하려면 양손의 방광과 요관, 신장 지압점을 모두 마사지해야 한다.
한 손당 몇 분간 마사지하고 하루에 여러 번 반복하는 것을 목표로 한다.

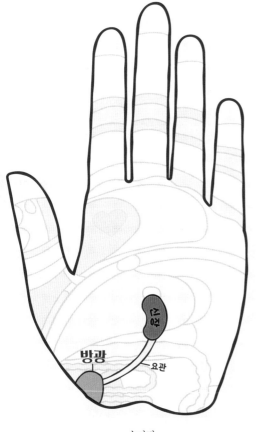

손바닥

① 왼손 손바닥이 천장을 향하게 놓는다.
엄지에서 내려와 손목 바로 위에 오른손
엄지를 올려놓는다. 방광 지압점이 있는
곳이다. 여러 번 올라가면서 엄지 구부리
기를 한다. 손을 떼고 다시 손목에서
시작한다. 몇 분간 반복한다.

② 중지가 시작되는 관절 아래에 오른손
엄지를 올려놓는다. 엄지 방향으로
가장자리까지 엄지 구부리기를 한다.
손가락을 떼고 다시 처음 위치로
돌아오되, 이번에는 조금 아래로 내려와서
시작한다. 이런 식으로 손목까지 반복한다.
끝나면 오른손으로 넘어간다.

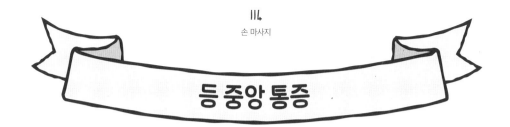

등 중앙 통증

흉추라고도 부르는 등 중앙에 통증이 있을 때 척추 중간 부분과 연결된 근육을 풀어 주면
도움이 된다. 흉추 지압점은 손 안쪽 가장자리에 있다.
이곳을 하루에 5~10분간 천천히 여러 번 지압해 보자.

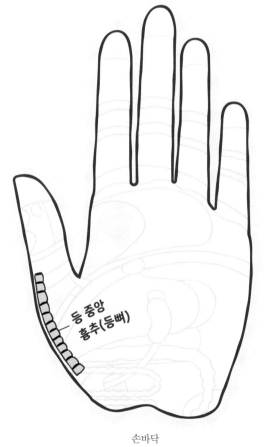

등 중앙
흉추(등뼈)

손바닥

① 왼손 손바닥이 천장을 향하게 놓는다.
엄지 쪽 손목 가장자리에서 조금
올라가면 뼈가 튀어나온 부위가 만져질
것이다. 바로 그 위에 오른손 엄지를
올려놓는다. 이 뼈를 따라 올라가며
엄지 구부리기를 한다. 엄지가 시작되는
관절까지 마사지하면 된다.
여러 번 반복한다.

② 압통이 느껴지는 부위가 있다면 2분
정도 누른 뒤 다시 마사지를 이어간다.
끝나면 오른손으로 넘어간다.

척추측만증

척추측만증은 비정상적으로 척추가 한쪽으로 휜 상태를 말한다. 이렇게 되면 등 근육이
무리를 해서 통증과 불편감이 나타난다. 이때 흉추 지압점을 마사지하면 통증 완화에 도움이 된다.
최고의 효과를 누리려면 양손을 매일 최소 5~10분 정도 마사지해야 한다.

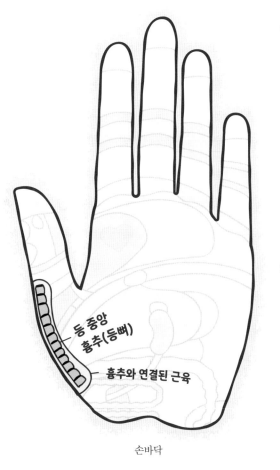

등 중앙
흉추(등뼈)

흉추와 연결된 근육

손바닥

① 왼손 손바닥이 천장을 향하게 놓는다.
엄지 쪽 손목 가장자리에서 조금 올라가면
뼈가 튀어나온 부위가 만져질 것이다.
바로 그 위에 오른손 엄지를 올려놓는다.
이 뼈를 따라 올라가며 엄지 구부리기를
한다. 엄지가 시작되는 관절까지
마사지하면 된다. 손가락을 떼고 다시
처음 위치로 돌아오되, 이번에는 손바닥
방향으로 살짝 이동해서 시작한다.
이런 식으로 흉추에 연결된 근육
지압점을 마사지한다.

② 압통이 느껴지는 부위가 있다면 2분
정도 엄지 끝으로 누르고 돌려 준다.
힘을 강하게 주지 않도록 하자.
끝나면 오른손으로 넘어간다.

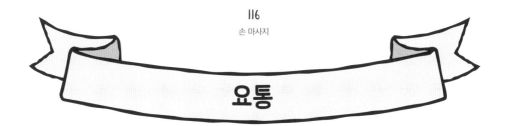

요통

허리가 뻣뻣해지거나 아픈 증상을 요통이라 한다. 이때 손 안쪽 가장자리에 있는 요추와
천골 지압점을 마사지하면 도움이 된다. 손바닥 아랫부분에 있는 허리 근육 지압점도
넓게 마사지해 주자. 염증으로 인해 허리가 아프다면 부신 지압점을 포함한다.

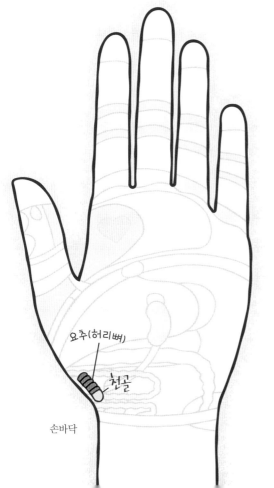

① 왼손 손바닥이 천장을 향하게 놓는다.
엄지 쪽 손목 가장자리에서 조금 올라가면
뼈가 튀어나온 부위가 만져질 것이다.
바로 그 아래에 있는 천골과 요추
지압점에 오른손 엄지를 올려놓는다.
이 뼈를 따라 위로 엄지 구부리기를 한다.
힘을 강하게 주지 않고 몇 분간 천천히
마사지한다. 끝나면 오른손으로 넘어간다.

요추(허리뼈)

천골

손바닥

관절통

관절염이나 관절 부상으로 인해 압
통이 있는 부위는 주의해서 마사지
해야 한다.

관절염이라면

요통의 원인이 허리 관절염이라면 101쪽의 마사지와 함께 진행해 보자.

② 소지 아래 손목 가장자리에 오른손 엄지를 올려놓는다. 반대편 가장자리까지 가로로 엄지 구부리기를 한다. 손가락을 떼고 다시 처음 위치로 돌아오되, 이번에는 조금 위에서 시작한다. 이런 식으로 골반 라인까지 마사지하면 된다. 몇 분간 반복한다.

③ 손바닥 중앙에서 살짝 엄지 쪽으로 치우친 부분에 오른손 엄지를 올려놓는다. 부신 지압점이 있는 곳이다. 1분간 누르고 돌려 준다. 끝나면 오른손으로 넘어가 ②~③단계를 반복한다.

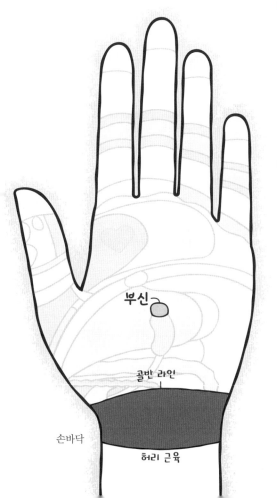

부신

골반 라인

손바닥

허리 근육

서 있기

오랫동안 앉아 있으면 허리 통증이 더 심해지기 때문에 주기적으로 일어서서 주변을 돌아다니며 허리 근육을 스트레칭하면 증상 완화에 도움이 된다.

좌골신경통

좌골신경은 허리에서 시작해 엉덩이를 지나 다리까지 이어진다. 이곳에 통증이 있다면 허리와
다리 지압점을 마사지해 보자. 좌골신경 염증에는 부신 지압점을 추가로 마사지한다.
최고의 효과를 보고 싶다면 매일 한 손당 5~10분간 여러 번 마사지해야 한다.

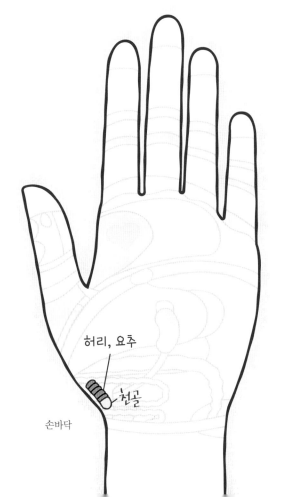

허리, 요추

천골

손바닥

① 왼손 손바닥이 천장을 향하게 놓는다.
엄지 쪽 손목 가장자리에서 조금 올라가
면 뼈가 튀어나온 부위가 만져질 것이다.
바로 그 아래에 있는 천골과 요추
지압점에 오른손 엄지를 올려놓는다.
이 뼈를 따라 올라가며 엄지 구부리기를
한다. 힘을 강하게 주지 않고 몇 분간
천천히 마사지한다. 끝나면 오른손으로
넘어간다.

부드럽게 하기
관절염이나 관절 부상으로 인해 압
통이 있는 부위는 주의해서 마사지
해야 한다.

도움이 되는 자세

허리에서 다리까지 이어져 있는 좌골신경에 압박이 가해지면 방사통을 유발할 수 있다. 좌골신
경통은 주로 한쪽에만 나타난다. 이를 예방하려면 앉을 때 바른 자세를 유지하고 바른 자세에
도움이 되는 의자나 보조 기구를 쓰도록 하자.

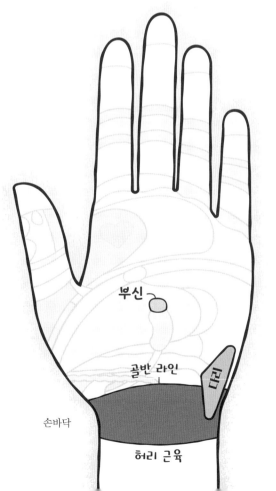

② 소지에서 내려와 손목 가장자리에 오른손 엄지를 올려놓는다. 반대쪽 가장자리까지 엄지 구부리기를 한다. 손가락을 떼고 다시 처음 위치로 돌아오되, 이번에는 조금 위로 올라가서 시작한다. 이런 식으로 몇 분간 골반 라인까지 마사지한다.

③ 소지에서 내려와 손목 바로 위에 오른손 엄지를 올려놓는다. 가장자리를 따라 엄지 구부리기로 1/3 정도까지 올라간다. 손가락을 떼고 다시 손목으로 내려온다. 이번에는 대각선 방향으로 여러 번 올라가며 다리 지압점을 마사지한다. 손 가장자리를 많이 벗어나지 않도록 하자.

④ 손바닥 중앙에서 살짝 엄지 쪽으로 치우친 부분에 오른손 엄지를 올려놓는다. 부신 지압점이 있는 곳이다. 약 1분 동안 누르고 돌려 준다. 끝나면 오른손으로 넘어가 ②~④단계를 반복한다.

수근관 증후군(손목터널증후군)

이 질환은 손목에 있는 좁은 신경 통로에 압박이 가해져서 발생한다. 증상으로는 손과 팔의 통증,
저림 및 감각 저하 등이 있다. 치료하려면 신경을 누르는 원인을 먼저 찾아야 한다.
통증을 완화하고 싶다면 증상이 있는 쪽 손바닥의 아래팔과 손 지압점을 마사지하도록 하자.

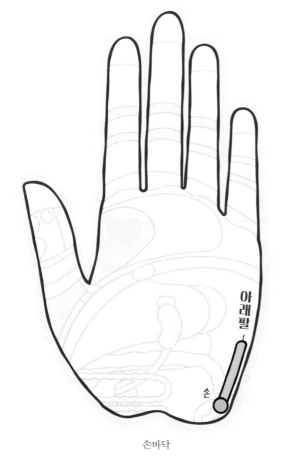

손바닥

① 왼손 손바닥이 천장을 향하게 놓는다.
소지에서 내려와 손목 바로 위에 오른손
엄지를 올려놓는다. 가장자리를 따라
올라가며 아래팔 지압점을 천천히 엄지
구부리기로 마사지한다.
압통이 느껴지는 부위에서는 2분 정도
지그시 누르고 돌려 준다.

② 가장자리를 따라 소지까지 올라가며
넓게 지압한다. 가장자리 전체 마사지를
여러 번 반복하자.

반복해서 마사지하기
압통이 가장 심한 부위는 매일 여러
번 마사지해야 한다.

팔꿈치 통증

아래팔 근육부터 팔꿈치까지 연결된 조직의 통증이나 기타 팔꿈치 통증이 있다면
팔꿈치 지압점과 그 주변을 마사지해 보자.
오른쪽 팔꿈치가 아프면 오른손을 지압한다. 염증이 문제라면 양손에 있는 부신 지압점도
추가해서 마사지한다. 하루에 여러 번 반복하면 최고의 효과를 낼 수 있다.

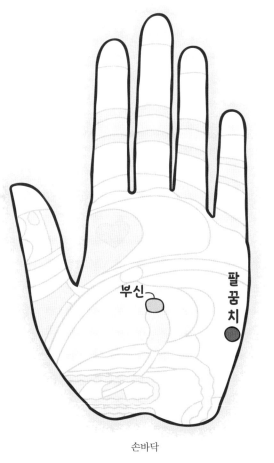

손바닥

① 왼손 손바닥이 천장을 향하게 놓는다.
소지와 손목 사이, 손바닥 가장자리에
오른손 엄지를 올려놓는다. 팔꿈치 지압점을
높은 엄지 구부리기로 여러 번 마사지한다.
압통이 느껴지는 부위가 있다면 통증이
사라질 때까지 누르고 돌려 준 뒤
마사지를 이어간다.

② 손바닥 중앙에서 살짝 엄지 쪽으로
치우친 부분에 오른손 엄지를 올려놓는다.
부신 지압점이 있는 곳이다. 1분 정도
누르고 돌려 준다. 끝나면 오른손으로
넘어간다.

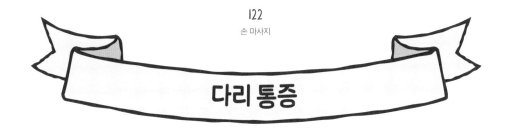

다리 통증

과도한 운동, 하지 경련, 기타 원인으로 다리에 통증이 느껴진다면
해당하는 쪽 손을 먼저 마사지하자.

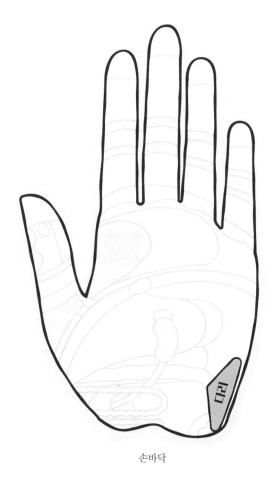

손바닥

① 왼손 손바닥이 천장을 향하게 놓는다.
소지에서 가장자리를 따라 내려와 손목
바로 위에 오른손 엄지를 올려놓는다.
엄지 구부리기로 1/3 정도까지 올라간다.
이런 식으로 여러 번 마사지한다.

② 손가락을 떼고 다시 처음 위치로 돌아오되,
이번에는 대각선으로 올라가며 여러 번
엄지 구부리기를 한다. 가장자리에서 많이
벗어나지 않도록 주의하자. 몇 분간
반복하거나, 통증 또는 경직감이 사라질
때까지 반복한다.

발과 발목 통증

발을 다쳤거나 발목을 삐었을 때 해당하는 쪽의 손을 마사지하면 통증 완화에 도움이 된다.

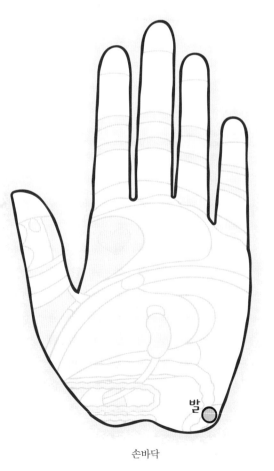

손바닥

① 왼손 손바닥이 천장을 향하게 놓는다. 소지에서 가장자리를 따라 내려와 손목 바로 위에 오른손 엄지를 올려놓는다. 뼈가 튀어나온 부위(강하게 누르지 않는다)와 그 주변을 2분 정도 엄지 구부리기해 준다.

② 압통이 느껴지는 곳이 있다면 1분간 누른 뒤 다시 이어간다. 전체 부위를 몇 분간 마사지한다.

짧게 자주
이 부위는 한 번에 오래 마사지하기 보다는 짧게 자주 마사지하는 것을 추천한다.

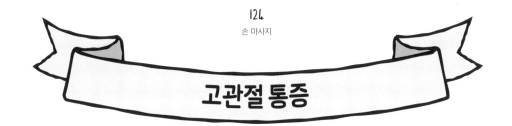

고관절 통증

외상이나 고관절 치환술 등으로 이 부위에 통증이 있다면 고관절 지압점과
그 주변을 넓게 마사지해 보자.
통증이 있는 쪽 손을 마사지한다.

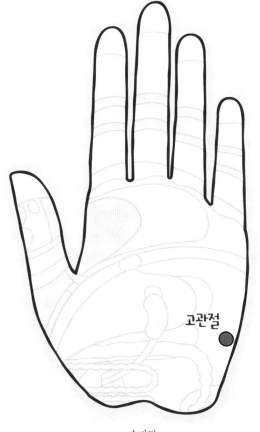

고관절

손바닥

① 왼손 손바닥이 천장을 향하게 놓는다.
소지와 손목 사이, 가장자리에 오른손
엄지를 올려놓는다. 압통이 있는 부위를
찾아 2분 정도 누르고 돌려 주거나,
통증이 사라질 때까지 마사지한다.

② 고관절 지압점 주변을 넓게 몇 분간
엄지 구부리기로 마사지한다.

관절염이라면
고관절 통증의 원인이 관절염이라
면 101쪽의 마사지와 함께 진행해
보자.

무릎 통증

원인이 무엇이든 무릎이 아프다면
해당하는 쪽 손의 무릎 지압점과 그 주변을 마사지해 보자.

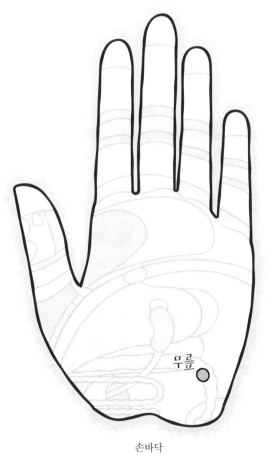

무릎

손바닥

① 왼손 손바닥이 천장을 향하게 놓는다.
약지와 소지 사이로 내려와 손목에서
손가락 한 마디 정도 올라간 곳에 엄지를
올려놓는다. 압통이 느껴지는 부위는
1분간 지그시 누르고 작은 원을 그리듯
돌려 준다.

② 무릎 지압점을 높은 엄지 구부리기로
2분 정도 마사지한다.

③ 누른 채 돌리기와 구부리기를 번갈아가며
몇 분간 반복한다.

관절염이라면
무릎 통증의 원인이 관절염이라면
101쪽의 마사지와 함께 진행해 보자.

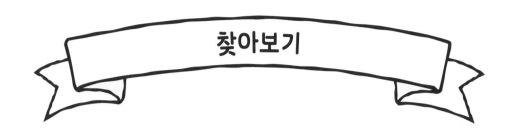

찾아보기

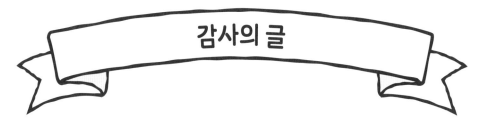

감사의 글

먼저 변치 않는 사랑과 지지, 인내와 믿음을 보내 준 내 남편 스티븐*Steven*에게 특별히 감사를 전하고 싶다.

그리고 폭넓은 지식과 지혜, 지속적인 지지를 아끼지 않은 내 스승과 멘토들, 지속적으로 영감을 준 빌 플로코*Bill Flocco*, 리사 찬*Lisa Chan*, 폴 하비*Paul Harvey*, 테리 올슨*Terry Oleson*에게도 고마움을 표한다.

항상 내 말과 의견에 귀를 기울여 주고 이 책을 꼼꼼하게 읽어 준 친구 캐시 앤 레이놀즈*Kathy Ann Reynolds*를 포함해, 사랑과 우정을 기반으로 형성된 가족과 세계 각국에 있는 친구들, 내게 마사지를 받은 고객들, 또 다른 최고의 선생이 되어 준 학생들, 모두에게 감사 인사를 전한다. 마지막으로 런던의 쿼토 출판사 담당자들, 함께 일하게 되어 영광이었다.

지은이 스테파니 사분치안*STEFANIE SABOUNCHIAN*

독일에서 태어났으며 현재 로스앤젤레스와 캘리포니아에서 유명한 반사요법 전문가로 활동하고 있다. 미국 반사학아카데미*American Academy of Reflexology*를 비롯한 다양한 국제 워크숍에서 발, 손, 귀를 지압하는 반사요법을 강의하고 있다. 미국 반사학자격인증위원회*American Reflexology Certification Board*에서 정식으로 자격을 인정받았고, 캘리포니아 반사학협회*Reflexology Association of California* 회장직을 맡은 바 있다.

www.reflex2relax.com

옮긴이 최영은

부산외국어대학교 통번역대학원 영어과를 졸업하였으며, 현재 번역에이전시 엔터스코리아에서 건강 및 실용 분야 전문 번역가로 활동하고 있다. 옮긴 책으로는 『발 마사지: 스스로 통증을 다스리는 법』, 『초미니 식물 키우기』, 『면역의 모든 것』, 『28일 평생 면역력 만들기』 등이 있다.